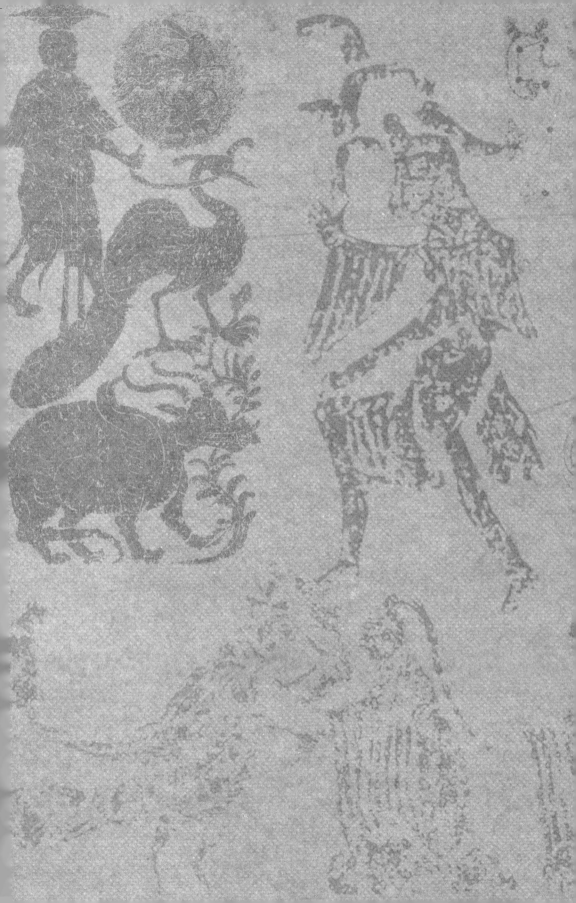

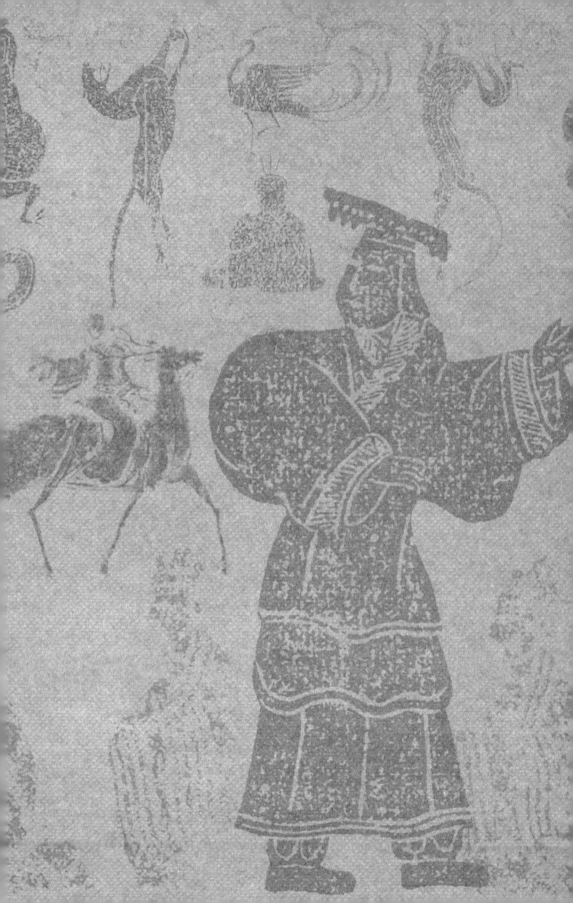

中国古医籍整理丛书

悬 袖 便 方

明·张延登 辑

董少萍 朱毓梅 崔利锐 校注

中国中医药出版社

·北 京·

图书在版编目（CIP）数据

悬袖便方／（明）张延登辑；董少萍，朱毓梅，崔利锐校注.
—北京：中国中医药出版社，2015.12
（中国古医籍整理丛书）
ISBN 978 - 7 - 5132 - 2238 - 9

Ⅰ.①悬… Ⅱ.①张… ②董… ③朱… ④崔…
Ⅲ.①验方—汇编—中国—明代 Ⅳ.①R289.348

中国版本图书馆 CIP 数据核字（2014）第 293014 号

中国中医药出版社出版
北京市朝阳区北三环东路 28 号易亨大厦 16 层
邮政编码 100013
传真 010 64405750
三河市鑫金马印装有限公司印刷
各地新华书店经销

＊

开本 710×1000 1/16 印张 13.5 字数 61 千字
2015 年 12 月第 1 版 2015 年 12 月第 1 次印刷
书 号 ISBN 978 - 7 - 5132 - 2238 - 9

＊

定价 40.00 元
网址 www.cptcm.com

社长热线 010 64405720
购书热线 010 64065415 010 64065413
微信服务号 zgzyycbs
书店网址 csln.net/qksd/
官方微博 http://e.weibo.com/cptcm
淘宝天猫网址 http://zgzyycbs.tmall.com

国家中医药管理局
中医药古籍保护与利用能力建设项目
组织工作委员会

主 任 委 员 王国强

副 主 任 委 员 王志勇　李大宁

执行主任委员 曹洪欣　苏钢强　王国辰　欧阳兵

执行副主任委员 李　昱　武　东　李秀明　张成博

委　　　员

各省市项目组分管领导和主要专家

（山东省）武继彪　欧阳兵　张成博　贾青顺

（江苏省）吴勉华　周仲瑛　段金廒　胡　烈

（上海市）张怀琼　季　光　严世芸　段逸山

（福建省）阮诗玮　陈立典　李灿东　纪立金

（浙江省）徐伟伟　范永升　柴可群　盛增秀

（陕西省）黄立勋　呼　燕　魏少阳　苏荣彪

（河南省）夏祖昌　刘文第　韩新峰　许敬生

（辽宁省）杨关林　康廷国　石　岩　李德新

（四川省）杨殿兴　梁繁荣　余曙光　张　毅

各项目组负责人

王振国（山东省）　王旭东（江苏省）　张如青（上海市）

李灿东（福建省）　陈勇毅（浙江省）　焦振廉（陕西省）

蔡永敏（河南省）　鞠宝兆（辽宁省）　和中浚（四川省）

项目专家组

顾　问　马继兴　张灿玾　李经纬

组　长　余瀛鳌

成　员　李致忠　钱超尘　段逸山　严世芸　鲁兆麟
　　　　　郑金生　林端宜　欧阳兵　高文柱　柳长华
　　　　　王振国　王旭东　崔　蒙　严季澜　黄龙祥
　　　　　陈勇毅　张志清

项目办公室（组织工作委员会办公室）

主　任　王振国　王思成

副主任　王振宇　刘群峰　陈榕虎　杨振宁　朱毓梅
　　　　　刘更生　华中健

成　员　陈丽娜　邱岳　王庆　王鹏　王春燕
　　　　　郭瑞华　宋咏梅　周扬　范磊　张永泰
　　　　　罗海鹰　王爽　王捷　贺晓路　熊智波

秘　书　张丰聪

前　言

中医药古籍是传承中华优秀文化的重要载体，也是中医学传承数千年的知识宝库，凝聚着中华民族特有的精神价值、思维方法、生命理论和医疗经验，不仅对于传承中医学术具有重要的历史价值，更是现代中医药科技创新和学术进步的源头和根基。保护和利用好中医药古籍，是弘扬中国优秀传统文化、传承中医学术的必由之路，事关中医药事业发展全局。

1949 年以来，在政府的大力支持和推动下，开展了系统的中医药古籍整理研究。1958 年，国务院科学规划委员会古籍整理出版规划小组在北京成立，负责指导全国的古籍整理出版工作。1982 年，国务院古籍整理出版规划小组召开全国古籍整理出版规划会议，制定了《古籍整理出版规划（1982—1990）》，卫生部先后下达了两批 200 余种中医古籍整理任务，掀起了中医古籍整理研究的新高潮，对中医文化与学术的弘扬、传承和发展，发挥了极其重要的作用，产生了不可估量的深远影响。

2007 年《国务院办公厅关于进一步加强古籍保护工作的意见》明确提出进一步加强古籍整理、出版和研究利用，以及

"保护为主、抢救第一、合理利用、加强管理"的方针。2009年《国务院关于扶持和促进中医药事业发展的若干意见》指出，要"开展中医药古籍普查登记，建立综合信息数据库和珍贵古籍名录，加强整理、出版、研究和利用"。《中医药创新发展规划纲要（2006—2020）》强调继承与创新并重，推动中医药传承与创新发展。

2003～2010年，国家财政多次立项支持中国中医科学院开展针对性中医药古籍抢救保护工作，在中国中医科学院图书馆设立全国唯一的行业古籍保护中心，影印抢救濒危珍本、孤本中医古籍1640余种；整理发布《中国中医古籍总目》；遴选351种孤本收入《中医古籍孤本大全》影印出版；开展了海外中医古籍目录调研和孤本回归工作，收集了11个国家和2个地区137个图书馆的240余种书目，基本摸清流失海外的中医古籍现状，确定国内失传的中医药古籍共有220种，复制出版海外所藏中医药古籍133种。2010年，国家财政部、国家中医药管理局设立"中医药古籍保护与利用能力建设项目"，资助整理400余种中医药古籍，并着眼于加强中医药古籍保护和研究机构建设，培养中医古籍整理研究的后备人才，全面提高中医药古籍保护与利用能力。

在此，国家中医药管理局成立了中医药古籍保护和利用专家组和项目办公室，专家组负责项目指导、咨询、质量把关，项目办公室负责实施过程的统筹协调。专家组成员对古籍整理研究具有丰富的经验，有的专家从事古籍整理研究长达70余年，深知中医药古籍整理研究的重要性、艰巨性与复杂性，履行职责认真务实。专家组从书目确定、版本选择、点校、注释等各方面，为项目实施提供了强有力的专业指导。老一辈专家的学术水平和智慧，是项目成功的重要保证。项目承担单位山东中医药大学、南京中医药大学、上海中医药大学、福建中医药大学、浙江省中医药研究院、陕西省中医药研究院、河南省中医药研究院、辽宁中医药大学、成都中医药大学及所在省市中医药管理部门精心组织，充分发挥区域间互补协作的优势，并得到承担项目出版工作的中国中医药出版社大力配合，全面推进中医药古籍保护与利用网络体系的构建和人才队伍建设，使一批有志于中医学术传承与古籍整理工作的人才凝聚在一起，研究队伍日益壮大，研究水平不断提高。

本着"抢救、保护、发掘、利用"的理念，该项目重点选择近60年未曾出版的重要古医籍，综合考虑所选古籍的保护价值、学术价值和实用价值。400余种中医药古籍涵盖了医经、基础理论、诊法、伤寒金匮、温病、本草、方书、内科、外科、女科、儿科、伤科、眼科、咽喉口齿、针灸推拿、养生、医案医话医论、医史、临证综合等门类，跨越唐、宋、金元、明以迄清末。全部古籍均按照项目办公室组织完成的行业标准《中医古籍整理规范》及《中医药古籍整理细则》进行整理校注，绝大多数中医药古籍是第一次校注出版，一批孤本、稿本、抄本更是首次整理面世。对一些重要学术问题的研究成果，则集中收录于各书的"校注说明"或"校注后记"中。

"既出书又出人"是本项目追求的目标。近年来，中医药古籍整理工作形势严峻，老一辈逐渐退出，新一代普遍存在整理研究古籍的经验不足、专业思想不坚定等问题，使中医古籍整理面临人才流失严重、青黄不接的局面。通过本项目实施，搭建平台，完善机制，培养队伍，提升能力，经过近5年的建设，锻炼了一批优秀人才，老中青三代齐聚一堂，有效地稳定了研究队伍，为中医药古籍整理工作的开展和中医文化与学术的传承提供必备的知识和人才储备。

本项目的实施与《中国古医籍整理丛书》的出版，对于加强中医药古籍文献研究队伍建设、建立古籍研究平台，提高古籍整理水平均具有积极的推动作用，对弘扬我国优秀传统文化，推进中医药继承创新，进一步发挥中医药服务民众的养生保健与防病治病作用将产生深远影响。

第九届、第十届全国人大常委会副委员长许嘉璐先生，国家卫生计生委副主任、国家中医药管理局局长、中华中医药学会会长王国强先生，我国著名医史文献专家、中国中医科学院马继兴先生在百忙之中为丛书作序，我们深表敬意和感谢。

由于参与校注整理工作的人员较多，水平不一，诸多方面尚未臻完善，希望专家、读者不吝赐教。

国家中医药管理局中医药古籍保护与利用能力建设项目办公室

二〇一四年十二月

许 序

　　"中医"之名立，迄今不逾百年，所以冠以"中"字者，以别于"洋"与"西"也。慎思之，明辨之，斯名之出，无奈耳，或亦时人不甘泯没而特标其犹在之举也。

　　前此，祖传医术（今世方称为"学"）绵延数千载，救民无数；华夏屡遭时疫，皆仰之以度困厄。中华民族之未如印第安遭染殖民者所携疾病而族灭者，中医之功也。

　　医兴则国兴，国强则医强。百年运衰，岂但国土肢解，五千年文明亦不得全，非遭泯灭，即蒙冤扭曲。西方医学以其捷便速效，始则为传教之利器，继则以"科学"之冕畅行于中华。中医虽为内外所夹击，斥之为蒙昧，为伪医，然四亿同胞衣食不保，得获西医之益者甚寡，中医犹为人民之所赖。虽然，中国医学日益陵替，乃不可免，势使之然也。呜呼！覆巢之下安有完卵？

　　嗣后，国家新生，中医旋即得以重振，与西医并举，探寻结合之路。今也，中华诸多文化，自民俗、礼仪、工艺、戏曲、历史、文学，以至伦理、信仰，皆渐复起，中国医学之兴乃属必然。

迄今中医犹为国家医疗系统之辅，城市尤甚。何哉？盖一则西医赖声、光、电技术而于20世纪发展极速，中医则难见其进。二则国人惊羡西医之"立竿见影"，遂以为其事事胜于中医。然西医已自觉将入绝境：其若干医法正负效应相若，甚或负远逾于正；研究医理者，渐知人乃一整体，心、身非如中世纪所认定为二对立物，且人体亦非宇宙之中心，仅为其一小单位，与宇宙万象万物息息相关。认识至此，其已向中国医学之理念"靠拢"矣，虽彼未必知中国医学何如也。唯其不知中国医理何如，纯由其实践而有所悟，益以证中国之认识人体不为伪，亦不为玄虚。然国人知此趋向者，几人？

国医欲再现宋明清高峰，成国中主流医学，则一须继承，一须创新。继承则必深研原典，激清汰浊，复吸纳西医及我藏、蒙、维、回、苗、彝诸民族医术之精华；创新之道，在于今之科技，既用其器，亦参照其道，反思己之医理，审问之，笃行之，深化之，普及之，于普及中认知人体及环境古今之异，以建成当代国医理论。欲达于斯境，或需百年欤？予恐西医既已醒悟，若加力吸收中医精粹，促中医西医深度结合，形成21世纪之新医学，届时"制高点"将在何方？国人于此转折之机，能不忧虑而奋力乎？

予所谓深研之原典，非指一二习见之书、千古权威之作；就医界整体言之，所传所承自应为医籍之全部。盖后世名医所著，乃其秉诸前人所述，总结终生行医用药经验所得，自当已成今世、后世之要籍。

盛世修典，信然。盖典籍得修，方可言传言承。虽前此50余载已启医籍整理、出版之役，惜旋即中辍。阅20载再兴整理、出版之潮，世所罕见之要籍千余部陆续问世，洋洋大观。

今复有"中医药古籍保护与利用能力建设"之工程，集九省市专家，历经五载，董理出版自唐迄清医籍，都400余种，凡中医之基础医理、伤寒、温病及各科诊治、医案医话、推拿本草，俱涵盖之。

噫！璐既知此，能不胜其悦乎？汇集刻印医籍，自古有之，然孰与今世之盛且精也！自今而后，中国医家及患者，得览斯典，当于前人益敬而畏之矣。中华民族之屡经灾难而益蕃，乃至未来之永续，端赖之也，自今以往岂可不后出转精乎？典籍既蜂出矣，余则有望于来者。

谨序。

第九届、十届全国人大常委会副委员长

许嘉璐

二〇一四年冬

王 序

　　中医学是中华民族在长期生产生活实践中，在与疾病作斗争中逐步形成并不断丰富发展的医学科学，是中国古代科学的瑰宝，为中华民族的繁衍昌盛作出了巨大贡献，对世界文明进步产生了积极影响。时至今日，中医学作为我国医学的特色和重要医药卫生资源，与西医学相互补充、相互促进、协调发展，共同担负着维护和促进人民健康的任务，已成为我国医药卫生事业的重要特征和显著优势。

　　中医药古籍在存世的中华古籍中占有相当重要的比重，不仅是中医学术传承数千年最为重要的知识载体，也是中医为中华民族繁衍昌盛发挥重要作用的历史见证。中医药典籍不仅承载着中医的学术经验，而且蕴含着中华民族优秀的思想文化，凝聚着中华民族的聪明智慧，是祖先留给我们的宝贵物质财富和精神财富。加强对中医药古籍的保护与利用，既是中医学发展的需要，也是传承中华文化的迫切要求，更是历史赋予我们的责任。

　　2010 年，国家中医药管理局启动了中医药古籍保护与利用能力建设项目。这既是传承中医药的重要工程，也是弘扬优秀民族文化的重要举措，不仅能够全面推进中医药的有效继承和创新发展，为维护人民健康做出贡献，也能够彰显中华民族的璀璨文化，为实现中华民族伟大复兴的中国梦作出贡献。

相信这项工作一定能造福当今，嘉惠后世，福泽绵长。

国家卫生与计划生育委员会副主任
国家中医药管理局局长
中华中医药学会会长

王国辞

二〇一四年十二月

马 序

　　新中国成立以来，党和国家高度重视中医药事业发展，重视古籍的保护、整理和研究工作。自 1958 年始，国务院先后成立了三届古籍整理出版规划小组，分别由齐燕铭、李一氓、匡亚明担任组长，主持制订了《整理和出版古籍十年规划（1962—1972）》《古籍整理出版规划（1982—1990）》《中国古籍整理出版十年规划和"八五"计划（1991—2000）》等，而第三次规划中医药古籍整理即纳入其中。1982 年 9 月，卫生部下发《1982—1990 年中医古籍整理出版规划》，1983 年 1 月，中医古籍整理出版办公室正式成立，保证了中医古籍整理出版规划的实施。2002 年 2 月，《国家古籍整理出版"十五"（2001—2005）重点规划》经新闻出版署和全国古籍整理出版规划领导小组批准，颁布实施。其后，又陆续制定了国家古籍整理出版"十一五"和"十二五"重点规划。国家财政多次立项支持中国中医科学院开展针对性中医药古籍抢救保护工作，文化部在中国中医科学院图书馆专门设立全国唯一的行业古籍保护中心，国家先后投入中医药古籍保护专项经费超过 3000 万元，影印抢救濒危珍、善、孤本中医古籍1640余种，开展了海外中医古籍目录调研和孤本回归工作。2010年，国家财政部、国家中医药管理局安排国家公共卫生专项资金，设立了"中医药古籍保护与利用能力建设项目"，这是继1982～1986年第一批、第二批重要中医药古籍整理之后的又一次大规模古籍整理工程，重点整理新中国成立后未曾出版的重要古籍，目标是形成并普及规范的通行本、传世本。

为保证项目的顺利实施，项目组特别成立了专家组，承担咨询和技术指导，以及古籍出版之前的审定工作。专家组中的许多成员虽逾古稀之年，但老骥伏枥，孜孜不倦，不仅对项目进行宏观指导和质量把关，更重要的是通过古籍整理，以老带新，言传身教，培养一批中医药古籍整理研究的后备人才，促进了中医药古籍保护和研究机构建设，全面提升了我国中医药古籍保护与利用能力。

作为项目组顾问之一，我深感中医药古籍保护、抢救与整理工作的重要性和紧迫性，也深知传承中医药古籍整理经验任重而道远。令人欣慰的是，在项目实施过程中，我看到了老中青三代的紧密衔接，看到了大家的坚持和努力，看到了年轻一代的成长。相信中医药古籍整理工作的将来会越来越好，中医药学的发展会越来越好。

欣喜之余，以是为序。

中国中医科学院研究员

马继兴

二〇一四年十二月

校注说明

　　《悬袖便方》四卷，明代张延登辑。张氏原有家藏单方二卷，每遇亲友患病即从中觅取方药予以施治，并屡见效用。在此基础上，每遇名医必索要有效验方，三十余年间，收数十名医之方，使其所藏验方渐至庞杂。后经知医友人陈良佐为其重新编辑整理，重复者删之，凡24个门类（"二十四药性"佚），共900余方，并冠以《悬袖便方》书名，取古代医者"悬肘"诊病之义。并由其门人明末刻书大家钟人杰为其纂刻梓行，刊于明崇祯二年（1629）。书末附有钟人杰书跋。

　　张延登，字济美，号华东，别号小黄山居士，山东邹平县人，明万历二十年（1592）进士，历任内黄知县，后擢拔为兵吏二科给事中，累进太仆寺卿、兵部右侍郎兼右都御史、工部尚书等职。为官重德，有治行，尚节气，多提拔后学，人称"华东先生"。

　　全书根据病证不同，分风、寒、湿、诸血、诸虚、脾胃、疟疾、滞下、痰饮咳嗽、积热、诸痛、五疸、疝气、颐养、妇人、小儿、外科、杂治等23个门类。每门类先论后方，论则概述每类疾病之病因、证候、治法，方则包括内、外、妇、儿诸科及老年保健用方。

　　作者所收验方以实用有效，简便易得为原则。书内所集以单方为主，摘取其品味数少而穷乡僻邑，急遽仓卒之时易便寻觅。过于六味之外者，均不予收载。同时还强调所选验方的"精效"，未经试验或效果不佳者一概不予收载；对一些"药味奇，名罕见，难辨真伪，价高不易得"的方药均不予收载。此外，对某些"伤生"的动物药，亦予以删除。在选方"简、便、验、廉"的前提下，注重药性的平和，并十分重视倡导方治的安全性，由此可见其仁人厚生之一斑。

是书现存明崇祯二年己巳（1629）飞景堂刻本，嗣后未见重刊，藏于中国医学科学院图书馆。

本次整理以此为底本，参考相关书籍校注而成。

原则如下：

1. 原书目录分列每卷卷首，为便于阅读，现将每卷目录移至全书正文前。如原目录与正文标题不一致时，均据正文标题改正目录，不出校。

2. 原书目录在每一病种门类下列有病证标题，而正文无，为方便阅读，均据目录补齐，不出校。

原书目录卷四末有"第二十四药性"门，下有"诸药相反""诸物食相反"二级标题，而正文阙如，今在目录中保留此目，正文以"佚"代之。

3. 本次整理使用简体横排，并采用通行标点符号对全书重新句读。原文中有大小字之别，均按原文照录。

4. 凡原文中确系明显错字、别字者予以径改，不出校。凡异体字、古字及俗字径改，不出校。通假字在首见处出校说明。

5. 原书每卷卷首有"飞景堂纂"、每卷正文末有"新安陈文杞良左甫校订悬袖便方×卷终"字样，今予删除。

6. 原书正文每一病种门类概述下有"方法"或"方"字样，与文无义，均予删除。

7. 原书中表示上下文的方位词"左""右"，现根据排版要求统一改为"下""上"，不出校。

8. 原书中所用药物名称，均以现代通用药名律齐，不出校。

引

　　余笥①中旧藏，有单方二册，自作令时即携以自随，家人辈有恙，按方疗治，往往得效，最为省便。每遇名医，必令加增。三十年余，经数十医加方，渐至庞杂，反难择取。来虎林②友人陈子良佐知医，为余手录一过，重复者删之，凡二十三门，共九百余方。偶读《旧唐书·方伎传》，许胤宗③善医，或劝其著书。答曰：医者意也，思虑精明则得之。古之上医，病与脉值，惟用一物攻之。今人以情度病，多其物以幸有功。譬猎不知兔，广络原野，冀一人之获，术亦疏矣！此言深得单方之妙者也。因摘录以为之引，名曰《悬袖便方》，取悬肘之义，布而传之，亦济世之一念云尔。

小黄山居士张延登济美甫书于虎林吴山下雅歌二亭中

时架上酴醾④盛开崇祯二年余月⑤望日也

---

　　① 笥：盛放物品的方形竹器。此指书箱。

　　② 虎林：即虎林山，在浙江杭县武林门内里许，一名祖山。此指代杭州。

　　③ 许胤宗：隋唐间著名医家，约生于南朝梁大同二年（536），卒于唐武德九年（626）。许氏精通脉诊，用药灵活变通，不拘一法。新、旧《唐书》有关于许胤宗的记载，谓其"医术如神"。

　　④ 酴醾：即荼蘼。落叶小灌木，攀援茎，有刺，夏季开花。

　　⑤ 余月：农历四月的另称。《尔雅·释天》："四月为余。"郝懿行《义疏》："四月万物皆生枝叶，故曰余。余，舒也。"

凡 例

集是书原为方，故论不发明，而大略言之，为方之导引。

谓曰单方，俱摘取其品味数少者，而穷乡僻邑，急遽仓卒之时易便寻觅。过于六味之外者不载。

集诸方皆出其平日屡经效验，百发百中者，未经试验不载。

药味奇，名罕见，难辨真伪，价高不易得者，不载。

方内有信石等悍毒之剂，恐制不如法者，不载。

方内有用鸡、犬、猫、兔、鼠、雀、蜘蛛、虾蟆等伤生为剂者，不载。

方内诸品药味，皆系平和，制法分明，引饮食忌，悉载。

附简便药性并药食相反，以便查阅。

目 录

卷之三

卷之一

第一 风 门

大风者，百病之长也。皆因元气不足，将息失宜，阴虚阳实，热气怫郁而风邪卒中于经络，心神昏冒不知人而卒倒者。有因体肥气虚而荒淫于酒色者，或膏粱厚味太过者，亦有喜、怒、悲、恐、思五志有所过极而卒中者，又有忿怒伤其气者。虽病情种种，而总归于内虚，其邪乘虚而入。然有中脏中腑之分，中腑者易疗，中脏者难治。治法，先以开窍豁痰为主，待吐痰后，药用顺气疏风化痰之剂，或乌药顺气，或□气，或续命，或二陈加入竹沥、姜汁，或四君、四物，在人选而用之，切不可用大热大补之剂，则在酌量，当宜谨慎。今用味少单方，便宜急救，盖非杜撰，效有十全。

中 风

搐鼻散

治中风卒倒，不省人事，牙关紧急，药不能下。

辽细辛去叶、土，洗净　猪牙皂角各一钱　麝香五厘

共为极细末，用纸条蘸药搐入鼻内，得嚏即苏。牙关开，用姜汁化苏合丸，连数服，再进别药。

开关散

治中风，口噤不开。

南星、龙脑二味等分为细末，每用一字①至半钱止，以中指点药擦大牙左右二三十下，其口自开。药于端午日午时修合。

若一时无药用，乌梅肉擦之亦效。

吐涎散

治中风，痰涎壅盛，声如拽锯。

猪牙皂角_{肥者，不蛀，炙黄，去皮、弦}　明矾_{各等分}

上为细末，每服一二钱，白滚水调匀，徐徐灌之，痰涎任吐。

中风不省人事，痰涎壅塞

急用白矾末二钱，生姜自然汁调，灌之。

中风不语

独活_{二两}　防风_{一两}

用好酒四钟，煎至三钟，作四次热服，取汗解。

中风口噤，痰涎壅盛

大皂角一挺，涂猪脂，以火炙黄，去皮、弦，研为细末，每服一钱。气实盛者服二钱。温酒调，徐徐灌下，吐痰愈。

忽然中风，一时无药

急取病人顶心发一握，用力提之，以省人事为度，再用他药治之。

中风痰壅，气滞，膈闭闷

南星_{姜汁制，八钱}　木香_{一钱}

---

① 一字：一钱的四分之一。

上㕮咀，用水一钟半，姜三片煎八分，不拘时温服。

中风口噤，身逆冷不知人

独活四两

用好酒一升，煎取半升，分三次温服。

中风不语，不省人事

用真香油、姜汁各一盏，灌之，效。

竹沥灌之，尤妙。

用真牛黄五厘，研水灌之，速效。

中风，心烦恍惚，或腹痛，或绝而复苏

用灶心对锅底中心土一块，研细，水调服或灌下。

中风，不省人事，涎潮，口噤，语言不出者，便进此药

鲜柏叶一握，去枝　葱白一握，连根

二味细研如泥，用无灰酒①二钟同煎二十沸，去渣，不拘时温服。如不饮者，作四五次服。

中风卒倒者

用北细辛为末，每用一字，吹入鼻中，喷嚏即醒。

中风及着惊气入心，口喑②不能言

用密陀僧研末，每服一钱，茶汤下。

瘫 痪

中风瘫痪，半身不遂初起者

用广椰瓢火煅、当归焙、棉花子炒，各一钱，共为细

---

①　无灰酒：不加石灰的酒。古代发酵酒为控制酸度，以石灰为之，在酿酒时若酸碱度适中，无须再加石灰，即称无灰酒。

②　喑：即失音。

末，用好酒调，热服，取大汗即愈，神效。

中风瘫痪等症

择辰日取铜绿二两用，辰时辰位上修合。将铜绿研细，水淘去沙澄清，用文火熬干，再研匀，入麝香一分同研，用糯米粉糊为丸如弹子大，阴干收贮。遇卒中者，每丸作二服，用薄荷酒化下。瘫痪偏风，朱砂酒化下，候吐涎沫青碧色，并泻下恶物，立效。

中风瘫痪，口眼㖞斜，半身不遂，语言謇涩

猪牙皂角肥者不蛀，去皮、弦　辽细辛去叶、土，洗净　荆芥穗　槐角子炒黄色

各等分，共为细末，炼蜜为丸如弹子大。每服一丸，细嚼，茶清送下。

口眼㖞斜

中风，久喑不语，口眼㖞斜，半身不遂，四肢麻痹，瘫痪，诸风，一切皆治。此药非但治风，而且黑发，乌须，明目。

豨莶草不拘多少，与五月五、六月六、九月九三时采叶洗净，焙干，用好酒和蜜拌匀，入甑中蒸一炷香，取出日晒。如前拌酒蜜蒸晒九次，为末，炼蜜为丸如梧桐子大。每服五十丸，空心好酒送下。此草俗呼为火枚草，其叶对节而生，叶似苍耳草，秋花结实。

口眼㖞斜

桂心不拘多少，以酒浓煎取汁，用故布蘸汁搭在面上，右搭左，左搭右，干则再蘸，正则去之。

口眼㖞斜

青松叶一斤，捣取汁，再用清酒一升浸二宿，近火一宿，初服半升，渐至一升，头面汗出，立愈。

口眼㖞斜

鲜荆芥一斤　鲜薄荷一斤

二味共捣取汁，滤去渣，熬成膏，将前渣三留其二，日干为末，以前膏为丸如梧桐子大，早晚二服，白滚水下。

口眼㖞斜

用巴豆七粒，去壳研烂，涂手心，外用小酒壶盛热水坐在巴豆上，㖞左涂右，㖞右涂左，正即去之。

又

用大南一个为细末，生姜自然汁调匀，㖞左涂右，㖞右涂左，正则去之。

又

用新出矿石灰为末，姜汁调涂，左㖞涂右，右㖞涂左，正则去之。

又

用蓖麻子去壳捣烂，如前法涂之，候正去之。

灸　法

耳垂珠处，用麦粒大艾丸灸三壮即正。以左灸右，右以灸左。

风　痫

风痫，令人卒然暴仆，不知人，口吐白沫，气复则苏。

明矾　细辛各一两

上为细末，炼蜜为丸如梧桐子大。每服三十丸，清茶
送下。

风　痫

甘遂三钱，不蛀者

为细末，猪心管血三条和甘遂末匀入于猪心内，以线
缚定，用纸裹数层，灰火煨熟，不可令焦。开猪心，将前
药取出，入朱砂末一钱，研匀分作四丸，每服一丸，不拘
时，猪心煮汤调下。

神应丹

治诸痫。

朱砂不拘多少，研细

上以猪心血和匀，用蒸饼包之重蒸，候熟取出，连蒸
饼研为丸如梧桐子大。每服一丸，食后临卧，煎人参
汤下。

二白丸

治诸癫痫，痰沫壅盛。

白矾一两　轻粉五分

用生蒸饼剂裹白矾蒸熟，去皮研烂，入轻粉再研，为
丸如梧桐子大。每服二三十丸，生姜汤下。小儿如黍
米大。

朱砂滚涎丸

治风痫。

朱砂　白矾生用　赤石脂　硝石各等分

共为细末，捣蒜膏为丸如绿豆大。每服三十丸，食后荆芥汤下。

二黄散

治五痫①。

龙脑_{另研}　牛黄_{另研}　朱砂_{另研，各一钱五分}　大黄_{一两，生用}

上各研为细末，和匀，再研。每服三钱，姜汤调下。小儿大小减服。

菖蒲散

治风痫神效。

九节菖蒲不拘多少，去毛焙干，用木杵臼杵为末，不可犯铁器，用黑羯猪②心以竹刀批开掺末，煮汤调下，每日空心服二三钱。菖蒲取于不闻鸡犬声处。

矾丹丸

治五癫③，五痫。

黄丹　晋矾④_{各一两}

用砖一块，凿一窠可容二两许，先安丹在下，次安矾在上，以炭五斤围砖上四围，煅令炭尽，取出细研，用不经水猪心血为丸如绿豆大。每服十丸至二十丸，橘皮汤下。

---

① 五痫：痫病统称。《名医别录》以马、羊、鸡、猪、牛五种牲畜叫声区别痫病为五痫。此外，也有指风痫、食痫、惊痫、痰痫、饮痫为五痫者。

② 羯猪：即被阉割的猪。

③ 五癫：指阳癫、阴癫、风癫、湿癫、马癫，见《诸病源候论·卷二》。

④ 晋矾：即白矾。《本草纲目·矾石》："白矾出晋州。"

五生丸

治风痫。

南星　半夏　川乌　白附子　大豆去皮，各一两

上为细末，滴水为丸如绿豆大。每服三丸至五丸，不过七丸，姜汤下。

破伤风

破伤风

用蝉蜕去皮，洗净，焙干为末。每服三钱，用好酒一盏煎滚调服，立愈。

破伤风

取蛴螬虫一个，用两指捏其腰，候口中吐出黄水，抹患处，避风，汗出即愈。虫仍送土内，勿伤其生。

二乌天麻散

治破伤风，角弓反张，手足搐搦，牙关紧急。

川乌　草乌　天麻各二钱　明雄黄二钱

上为细末，每服一钱，用连须葱三茎，水一钟煎三五沸，去葱入酒半盏，调服。汗出，身上微麻，即效。未痊愈再服。

南星散

治破伤风，神效。

防风、南星各等分，为末，每服一钱，用面糊、酒调服。更以面糊、酒服之。

又

南星炮、防风等分为末，每服一钱五分，温童便一钟

调服，汗出而愈，或服三钱亦可。

防风汤

治破伤风初觉。

羌活_{酒洗}　防风　独活_{酒洗}　芎䓖_{炒，各等分}

上㕮咀，每服五钱，水煎服，或调蜈蚣散更效。

蜈蚣散

治破伤风二三日。

蜈蚣_{一对}　鱼鳔_{三钱}

上为细末，用前防风汤调下。

香胶散

治破伤风，口噤强直。

鱼胶不拘多少，烧七寸，存性，研细，入麝香少许，每服二钱，酒调下。不饮酒，苏木煎汤下。

元戎方

治破伤风将危者，立效。

川乌　南星　半夏_{并生用}　天麻_{去芦，煨，各等分}

上为细末，每服一钱，黑豆淋酒调，温服。次以酒一二钟投之。

又

用蝎梢七条为细末，热酒调下，效。

白虎历节风

虎头散

治白虎历节风，百节疼痛不可忍者。

用虎头骨一具，酥油炙黄，捶碎，用绢袋盛之。用清酒二斗浸七日夜，重汤煮三炷香，取出去火毒，随性饮之，立效。

白虎历节风，走注遍身，百节疼痛麻木

真川椒拣去子，并合口者不用，用红大者炒出汗，为末。用好酒浸白糕糊为丸如梧桐子大。每服四十丸，食前盐汤下。麻木甚者，官桂煎汤下；腰痛，茴香酒下。

白虎历节风，走注疼痛

用三年陈醋二碗，葱白二斤，入醋煮一沸，滤出葱，以布帛热包，于当患处熨之。

川木通汤

治白虎历节风，神效。

木通二两锉碎，用长流水二钟煎至一钟，顿服。甚者不过三服。倘身发红斑，无碍。

白术酒

治白虎历节风，走注疼痛。

白术一两，用好酒二钟，煎至一钟，温服，立愈。

又

威灵仙、苍术各五钱，用好酒二钟煎至一钟，食前温服。

疬 风

疬 风

用侧柏叶九蒸九晒，捣为细末，炼蜜为丸如梧桐子大，日三服，夜一服，滚白水送下五丸，渐加至十丸。服百日则须发重生而愈。

疠风

用皂角刺三五斤，蒸九次，捣为细末，每服三钱，五更大黄煎汤调下。服一旬，肌肉润泽，须发再生。

疠风

天麻七钱半　荆芥二钱半　南薄荷二钱半　白花蛇四两，酒浸

上为细末，好酒二升，蜜四两，石器中熬成膏子。每服五钱，热酒一盏化服。急于暖处令汗出，日三服，十日效。

通天散

治疠风

大黄一两，炮　郁金五钱　白牵牛六钱，半生半炒　皂角刺一两，多年黑大者佳

上为末，每服五钱，日未出面东，以无灰酒调下。

蓖麻子法

治疠风手指挛曲，节间疼痛不可忍，渐至断落。

蓖麻子去皮　黄连锉，各二两

上以小瓶入水一升，将二味入内，春夏浸三日，秋冬浸五日，每服用一粒，擘破，平旦以浸药水，面东送下。渐加至四五粒，微利无妨，水少更添。

白癜风

赤白癜风

白附子　硫黄

上为细末，入姜汁调匀，用茄蒂蘸药擦之。

一方

用生姜擦患处，以好醋磨贝母敷之。

一方

用僵蚕、贝母、雄黄各等分，为细末，以童便调。沐浴后，用青布蘸药擦之。

一方

用福靛①，小便调匀，以新青布蘸药擦之。

治鹤膝风

取经霜后楝子烧汤，先熏后洗，洗数日即愈。

食忌：油腻，炙煿，椒，蒜，生冷，粉面，面筋，银杏，栗，韭花，猪首，猪肠，鸡冠，鸡翅，永绝忌之。

第二 寒 门

夫寒者，天地肃杀之气，感则害人。寒者，冬气也。经②云："冬时严寒，万类深藏，君子固密，则不伤于寒，触冒之者③，乃名伤寒。"其伤于四时不正之气，皆令人为病。所因大热大寒之时，不守禁忌，房劳伤损，内耗真气，表里俱虚，寒邪乘虚而入，斯病发于冬春之时。有伤感二症之分，不可一途为例。十神汤，春冬宜用。升麻葛根汤，九味羌活汤亦可煎尝。参苏饮，治四时感冒。诸为的当，摘选简方，备于急用，屡经效验，下具载陈。

---

① 福靛：即福州产蓝靛。明·王世懋《闽部疏》："福州西南，蓝甲天下。"

② 经：据下引文，此指《伤寒论》。

③ 者：原作"气"，据《伤寒论·伤寒例》改。

伤 寒

麻黄汤

治冬月正伤寒，头痛，脊强，发热，恶寒，无汗。

麻黄二钱，去节　杏仁一钱，去皮、尖　桂枝一钱　甘草八分

水一碗半，先将麻黄煎数沸，加姜三片，枣一枚，再入诸药同煎至八分，去渣，温服取汗。

伤寒，伤风，瘟疫，初觉头痛身热

用白连根葱头十茎，生姜五片，二味切碎，用好醋一盏，同熬稀粥汤一碗，乘热服之，以被盖之，大汗出即解。

伤寒，头痛，发热，恶寒，无汗

细茶　核桃肉　葱白　生姜各等分

上同捣烂，水一钟半，煎七分，热服，盖衣取汗。

伤寒，汗出不解，已三四日，胸中闷

淡豆豉二两，研碎　盐二钱

水三钟煎至一钟半，分二服，热服取汗。

伤寒，汗出不解，心内烦热

淡豆豉二两　栀子十四枚，打碎

水二升，煎取一升，分作二服，取汗。

伤寒，瘟疫三日外，心腹胀满坚硬，手心热，遍身发黄

苦瓜蒂七个，为细末。用一字吹入两鼻中，令黄水出。余末水调服，取吐黄水，立愈。

伤寒，咳逆不止

丁香一钱　良姜一钱　甘草　柿蒂各七分

水一钟半，煎六分，不拘时，温服。

伤寒，胃虚停痰，留饮，哕逆，呕吐

半夏二钱，汤泡七次　丁香五分　藿香一钱

俱㕮咀，水一钟半，姜七片，煎七分，食前温服。

伤寒，鼻中出血不止

茅草根一大握，用水浓煎服之，茅花亦可。

伤寒，舌出不收

大片脑一二分，为末，掺舌上，随缩。

伤寒，一时无药

将两手相交紧扣脑后风府穴，向前礼拜数百，汗出自愈。

一法

用芥菜子为末，填脐内，以热物隔衣熨脐，取汗。

伤寒，时疫，三日前者服

茶叶　核桃仁　艾叶　绿豆各一撮

葱白根三茎，水、酒各一钟，煎一半，热服取汗。

伤寒后鼻衄不止，百药不效几死者，其效如神

用青棉线将两手中指第一节屈伸之处各紧扎住，以棉纸剪成指许宽长条，叠作数十层，新汲井水湿过，搭在两眉头上，纸热则易之。再用好酒四五壶盛盆内，令患人两足浸酒内，立止。

伤寒愈后，因与妇相交，其病复发，大热不止

用原交妇人近阴裤子裆，剪一块，烧灰为末，白滚汤调服，汗出即解。男用女，女用男。

感　寒

四时感冒，伤寒

紫苏　香附　陈皮各三钱　甘草一钱

姜三片，葱白三根，水二钟，煎至一钟，热服出汗。如疫气传染，头痛加川芎、白芷各三钱。

四时感冒，伤寒

葱白连根七枝，生姜七片，二味共捣烂，用酒二钟煎数沸去渣，不拘时热服，盖衣取汗。

四时感冒并食冷，腹中作痛，泻痢，寒嗽

三伏中生姜洗净，连皮切大片，不拘多少，用薄荷、紫苏、甘草三味为末，随姜多寡用之。

又

以细梅酱同前末并姜拌匀晒干，入瓷罐内收贮，每用三五片嚼服，以白滚汤送下。看人大小服之。

感冒，伤寒

大梨一个，去皮，捣烂取汁　生姜指顶大一块，捣烂取汁

二汁和匀，加童便半酒钟，重汤①顿②滚，候温服。厚盖被取汗即愈。小儿更好。

阴　证

回生膏

治阴证如神。

枯白矾　黄丹　干姜

---

① 重汤：即隔汤，用盛药水之器皿坐放于大盆之滚汤中。
② 顿：通"炖"。

各等分为末，加连须葱数根，同捣烂，敷脐上，热砖烙之。

又方

胡椒四十九粒　黄丹　枯白矾各三钱　干姜　丁香各一钱

共为细末，酒调匀，男放左手心，合龟头上。女人放右手心，合阴户上。仍炒黑豆、葱头煎滚酒一茶钟，热服。盖被屈腿卧，汗出即愈。

又

灸中指顶，男左女右，五七壮愈。

阴证伤寒

用盐二三合，加麦麸半升炒，拌匀待热，以帛包，于脐上下熨之。

又

用吴茱萸半升微炒，用酒拌湿，蒸极热，以帛包，熨心腹、脐上下及足心，即效。

又

用葱一握缚紧，去叶留白，将根切作饼二寸许，切四五饼。先用硫黄、麝香少许为末，入脐中，以葱饼于脐上，再用熨斗火熨之，饼烂更易新饼，使热气入腹而阳气通，立愈。

四逆汤

治阴证，小腹痛，自利不渴，手足厥冷，口噤，强直，失音不语，脉沉细欲绝。

大附子一个，去皮脐，生用　干姜五钱　甘草炙，六钱

上咬咀，分作二剂，水一钟半，煎七分，温服，微汗

即愈。

阴证伤寒，遍身疼痛，口噤目昏

用芥菜子为末，新汲水调如膏，贴于脐上，汗出愈。

又治阴证伤寒，脐腹疼痛

用葱白一大握，将纸包卷紧，却用快刀切齐作一指厚片，安于脐上，以热熨斗熨之，取汗出为度。

治五脏中寒，口噤失音，四肢强直，兼治胃脘寒痰冷气及小腹疼痛

人参一钱　干姜炒黑，三钱　甘草炙，一钱　白术去芦，三钱

水一钟半，煎八分，不拘时服。或加炮附子三钱。

又

用麦面作饼半指厚，烙半熟，中去一孔如笔管大，留底约一分厚，底上再去一孔如绿豆大，对脐安上。再用蜡纸卷筒亦如笔管大，安在面孔内，以火燃之筒，筒尽更燃一筒，候手足觉热，指甲转红色，即愈。

又

用飞白矾不拘多少，以水调涂。两手心相合，大腿内夹住良久，汗出而愈。

瘟 疫

治天行瘟疫传染，一家俱病者

用白粳米半升，连须葱二十根，水二十碗，煮成粥汤，加好醋一小碗，再煮一滚，每人各用一碗，热服取汗而愈。

治天行瘟疫，传染

凡患瘟疫之家，将初病人衣于甑上蒸过，则一家不

染。若亲戚有患者，欲去看问，先将清香油抹鼻孔、耳中。或用雄黄调烧酒，服二钟亦可。后看病出门时，将指捻鼻中取喷嚏三五个，则不传染。

治天行瘟疫，热毒，鼻衄，下血者

用上好墨为末，鸡子清为丸，如梧桐子大。每服二十丸，用生地黄汁送下。如人行五里，再服。

瘟疫愈后，用稀粥，不可饱食，早晚调匀。不得劳心、梳头、洗面，戒房事。忌油腻、面食、生冷、水果，重犯必死。

第三 暑 门

暑者，天地炎蒸之气，人卒中之，重则昏沉仆倒，不省人事，轻者则头痛吐泻，身热烦渴。其症有二，宜当审查，而有伤、有中之分。《内经》曰：因于暑，汗，烦则喘喝，静则多言，体若燔炭，汗出而散。又曰：静而得之者，或于盛暑之时，而避于凉亭水阁，深堂大厦，食于寒凉之味，此等者为中暑。其病为头痛恶寒，身拘急，肢节痛而烦心，肌肤大热无汗，为房室之阴寒所遏，使周身阳气不得伸越，宜大顺散温药主之。动而得之者，或行人、农夫而终日在于日中劳役所得者，名为伤暑。其病头痛发燥热恶热，或肌肤大热，大渴引饮，汗大泄，无气以动，乃为大热外伤肺气，或天水散、黄连香薷饮、白虎解毒清凉之剂。大抵因人元气虚实不同，故所受亦异。大概为人者，严寒盛暑之时，而谨戒淫欲，诸病不生。谚云：六月不入房，胜似灸膏肓。诚哉是言也。

中 暑

治伤暑，途中卒死者

急取路中热土半升，安脐上作一窝，令人溺尿于其中，即苏。又，溺于口中，更速效。

一法

于净地上掘一坑，用新汲水入坑内，搅浑，候清，连饮三五盏，立愈。

又

用夏月地上浮起泥皮，以新汲水调灌之，即苏。

治途中伤暑，仆倒昏冒将死者

急将患人移于阴凉处，以新汲水滴入鼻中，用扇扇之，再以地浆水灌之，未苏，急灸气海穴，以复元气。醒后用补剂补之，切不可以凉水灌之，误用凉水则不能救矣。

大顺散

治中暑引饮过多，脾胃受湿，水谷不分，清浊相干，阴阳气逆，脏腑不调，霍乱吐泻。

甘草　干姜　杏仁去皮、尖　桂去皮，各等分

上哎咀，先用甘草以白砂炒，次入姜，再入杏仁炒过，筛去砂净，入桂为末。每服三钱，白汤点服。

伤 暑

治伤暑，心烦，泄泻

香薷二钱　厚朴姜汁炒，二钱　白茯苓去皮，一钱五分　白扁豆炒，一钱五分　甘草炙，七分

上㕮咀，水三碗煎数沸，不拘时，冷服。

白虎汤

治暑热发渴。

石膏五钱　甘草炙，一钱　知母

上㕮咀，水一钟半，粳米一撮，煎至一钟，不拘时温服。如虚者，加人参一钱五分。

天水散

治伤暑，身热，小便不利。

腻滑石六两，去砂石，洁白者为末，水飞过，去渣净干　粉甘草一两，去皮为末

上二味研匀，每服三钱，不拘时，新汲水调服。

黄连香薷散

治夏月伤暑，心烦，口燥，咽干。

香薷　厚朴去粗皮，姜汁炒　白扁豆炒，各三钱　黄连姜汁炒，一钱

上㕮咀，水二钟煎至一钟，入酒少许，冷服。

霍 乱

治霍乱吐泻

木瓜三钱　吴茱萸一钱，盐水拌炒

上二味，水一钟，煎七分，徐徐冷服。

治霍乱吐泻

胡椒七粒，生绿豆二十一粒，共为末，煎木瓜汤调下，白滚水亦可。

治霍乱及伤食，心腹疼痛

食盐五钱，用切菜刀炒糊，投入百沸汤中，候温服

之。以箸①压舌探吐，立愈。

治霍乱吐泻

用百沸汤半碗，好黄土泡新汲水，澄清半碗，二水合成一碗，再入绿豆粉、冰糖各五钱，调服。

又

用秫秫②三合炒老黄色，以水二碗熬至一碗，温服。无秫秫，秫头熬水亦效。

治霍乱吐泻，一时无药

用大蒜头捣烂，涂心上及两脚心，即止。

治干霍乱，心腹闷痛，欲吐不吐，欲泻不泻，俗名绞肠沙，杀人在顷刻间

急用盐一两，生姜半两捣，同盐炒黑色。用水一碗煎数沸，温服。探令吐或泻，即愈不用姜亦可。

治霍乱，转筋痛不可忍者

用笔书"木瓜"二字于患处，仍令人口呼"木瓜"，随声而止，屡验过。

又

用鲜蓼去两头，煎汤洗足及委中，即止。或刺委中及十指出血，皆急救良方。

治干霍乱，转筋，腹痛，烦躁，吐泻不出，死在旦夕

急将病人腿腕横纹上蘸温水，拍打紫红，脉见，以布针或瓷瓦刺破出紫血，即愈。

---

① 箸（zhù 著）：筷子。
② 秫秫：即高粱米之有黏性者。

一用扁豆叶不拘多少，捣烂，入醋少许，搅取汁服之。

治霍乱吐泻

用扁豆一升，香薷三升，水六升，煮取三升，不拘时，频频冷服。

用艾一握，水三升煮一升，服而愈。

治霍乱转筋，气欲绝将死，腹有暖气者

以盐纳实于脐中，就盐上灸七壮即苏。治吐泻不止亦妙。

一法

男人转筋，捧肾；女人转筋，捧乳。大有效验。

伤寒汗后宜戒荤腥、油腻、炙煿、生冷、水果、粉面、面筋、蚌蛤之类。但少食糜粥，不得令饱，绝戒房室，早起梳头洗面，谨慎调护，而渐渐复元矣。如不禁戒，重复则难治疗，君子当慎哉。

第四 湿 门

《内经》曰：诸湿肿满，皆属脾土。湿气感则害人肌肉、筋脉。夫湿之为病者，所感不同，或居处卑湿之地，或途冲斥冒风雨，涉水，久着汗衣，此皆湿从外感者。或好食生冷瓜果湿面，恣饮酒浆醴①酪之类，皆湿从内伤者也。皆令人为病，人自不觉耳。治法，必以健脾、燥湿、发汗及利小便，使上下分消是其治也。又经云：治湿不利

---

① 醴：乳品。

小便，非其治也。宜用苍术、白术、猪苓、泽泻、茯苓、木通之类，取其淡能渗湿之意。凡悍毒酷烈之药，不可轻用。

中　湿

治湿热，气滞生痰

黄芩　黄连<small>姜汁炒</small>　香附<small>醋炒，各五钱</small>　苍术<small>炒，二两</small>

上为末，取红熟瓜蒌，去皮捣烂，和丸如绿豆大。每服三五十丸，食远白汤下。

二妙散

治湿气流腰下，筋骨作痛。

黄柏<small>盐酒炒，五钱</small>　苍术<small>米泔水泡，切，炒，一两</small>

二味共为细末，每服用一匙，百沸汤点入姜汁一匙调，食前服。痛甚加葱一二根，水煎，空心调服。

治湿气作痛

用好白色苍术不拘多少，去粗皮切片，以水熬成膏，去渣再熬，用白滚汤点服。如暴发红肿痛甚者，以腊糟敷之。

治夏月患湿脚气，不能行走，或指肿者

九月间收茄根悬檐下，候煎汤洗之。

白术酒

治湿气，遍身疼痛不能转侧<small>方见前痛风门。</small>

治风湿脚气疼痛

用槐、柳、楮、桑、桃五样枝，煎汤洗脚患处，能消肿住痛。先饮酒三杯，后洗。

伤寒湿气作痛

乳香　没药　血竭　当归各三钱　轻粉五分　陈小米粉一两二钱五分

上为细末，用姜汁调搽患处，立愈。

膏药方

贴湿气如神。

姜汁　葱汁　桐油各四两

三味同入锅煎数沸，方入好白松香八两，候煎滴水成珠为度，去火毒，用厚棉纸摊贴患处。

又

广胶三两　生姜捣汁　乳香　没药各一钱半，为末

共入铜杓内，火上熬化搅匀，即移在滚汤内炖，以箸再搅，入花椒末少许，搅匀摊厚纸上或绢上，贴患处。用鞋底烘热熨之。

加味五苓散

治湿胜，遍身疼痛，小便不利。

猪苓　泽泻　赤茯苓　白术各一钱　肉桂五分　羌活二钱

水二钟，煎八分，温服。

木通汤

治湿气，遍身疼痛不能侧卧方见前痛风门。

凡湿气疼痛，人皆轻忽为小恙，无于大害，其谬甚矣。一人中年而发此疾，因为失于调摄被误而卒。及细询其原，言所用火烘汤浸之法，以便止其痛，日逐行之，只知止痛而不知重加湿热助之，疾深难以治疗，乃自之

误也。

食忌：生冷，面，面筋，鳜鱼，鳅，蛤蜊，蚬蚌，螺蛳，甜瓜，木耳，菌蕈，石花，荤腥，炙煿，椒，蒜，紫菜，饴糖，茶酒诸甜物。

第五 诸气门

《内经》曰："百病皆生于气也。故怒则气上，喜则气缓，悲则气消，恐则气下，寒则气收，炅则气泄，惊则气乱，劳则气耗，思则气结。"夫气乃一身之主，为血之引导，盖气行血则行，气滞血则滞。故云气如橐籥^①，周流不息。一身之中，灌溉百骸，一有壅滞，诸病生焉。欲得调顺，必戒气怒为先。凡男子妇人多因气而致病者十有八九，君子谨当戒之。若内无七情之所伤，外无六淫之所感，何气病之有哉？

诸 气

治七情等气

半夏制，二钱半　白茯苓二钱　厚朴姜汁炒，一钱半　紫苏一钱

上㕮咀，姜五片，枣一枚，水二钟，煎至一钟。食远热服。

正气天香汤

治一切诸气作痛，或上攻心胸，或攻胁肋，腹中结块

①

① 橐籥（tuó yuè）：古代冶炼时用于鼓风吹火的装置，犹今之风箱。

刺痛，一切气候并皆治之。

乌药_{一钱五分} 香附_{醋炒，六钱} 陈皮 紫苏 干姜_{各六分半}

上哎咀，水二钟，煎至一钟，稍温服。

导气丸

治心腹满闷、作痛，停食。

槟榔_{一两} 白牵牛_{取头末，一两}

二味同为细末，薄糊为丸如梧桐子大。每服七八十丸，食前淡姜汤下。

胀 满

治一切着气不散，心腹胀闷

香附_{醋炒，一两}，莱菔子_{三钱，炒}

共为末，白水调服。

治气恼，胸膈胀闷

吴茱萸二钱，盐一捻，同煎汤热服，心疼亦治。

治气攻胸膈，心腹胀满、疼痛

用五灵脂一两为末，以热酒调服。

治气结聚心下不散

用桃树上不落干桃子为细末，每服二钱，空心温酒调下。

治一切气不和，走注疼痛

用木香磨浓，热酒调服。

又

用砂仁_{洗净，炒}、生姜各等分，捣烂泡汤，热服。

治气胀痰饮，中膈不利

用砂仁不拘多少^{捣碎}，以莱菔捣，绞汁，浸透，焙干为末。每服一二钱，食远沸汤调下。

又

用陈皮^{洗净}，哎咀，每服三钱，水一钟，煎六分，热服。

又

用醋炒麸子大热，以布包熨之。

治上气咳逆及结气

用紫苏子入水研汁去渣，煮粥食之。

治男、妇气恼，心胸不快

用紫苏子、莱菔子各等分，煎汤服。

治气筑心胸

乌药五钱，木香一钱，磨水作三四次服。

治一切气塞，穷乡一时无处觅药

急用莱菔子、芥菜子二样捶碎，煎汤服，使气和而愈。若无，一样亦可。

治女人气上壅满

用桃仁去皮、尖，研如泥，淡热姜汤调下。

治气怒作喘

用韭菜捣烂，绞取汁，饮一杯，愈。

食忌：羊肉，粉面，糯米，豆腐乳，饼，栗，芥菜，芥末，红豆，糟味。

第六　诸血门

夫人身之血如川之水，通流不息则无病矣。若为七情四气相干，饮食劳伤相继，则有是病。《内经》曰：怒则气逆，甚则呕血。又，若房劳过度，以致阴火沸腾，血从火气，故错经而妄行，或吐血、衄血、咳血、便血等症生焉。医者当究其因而施治，热者清之，郁者开之，劳伤者安之，妄行者止之，虚弱者补之。病者再加谨慎调理，使诸经之血各有所归，则自安矣。

吐　血

治吐血不止

用白及末一二匙，童便调下，立止。

又

用干荷叶为末，每服二钱，米汤调服。

又

用藕节七个，荷叶顶七个，加蜜少许，同擂碎，水二钟，煎至八分，去渣温服。或为末，蜜水调服亦可。

又

用蒲黄一两，生地黄五钱，共为末。每服二钱，食后冷水调下。

又

用韭菜捣汁半钟，童便一钟，加姜汁少许，温服。

又

用郁金为末，以姜汁、童便和好酒服之。

又

用侧柏叶捣烂，入童便一钟，酒半钟，滤去渣，顿温服。

又

用干姜炮为末，以童便调服。

治吐血如涌泉

用全当归大者，酒洗，焙干为末，鸡子清和蜜顿服，止。

治劳心吐血

用莲子心二十一个为末，酒调二钱，食后服。

治吐血咯血，烦躁不安

用真生蒲黄、南薄荷叶各一两，研细，每服三钱，浓煎桑白皮汤下。

又

用灶中对锅底土一合①为末，新汲水淘取汁，和蜜顿服。

治肺火盛，呕血、咳血及痰中带血

初用生莱菔捣取汁半盏，入盐少许，服之愈。如无，莱菔子亦可，用一钱，苏叶一钱煎服。盖莱菔下气，气下血亦下。

天门冬丸

治吐血、咯血，能止嗽润肺。

天冬去心　甘草　杏仁去皮、尖，炒　贝母去心　白茯苓去皮　阿胶蛤粉炒成珠，各五钱

上为细末，炼蜜为丸如梧桐子大。每服五十丸，藕汤

---

① 一合（gě）：古代容量单位，十龠为一合。汉·刘向《说苑·辨物》："十龠为一合，十合为一升。"

下。或为弹子大，嚼化亦可。

治吐血不止

白胶香不拘多少，细研为末，每服三钱，新汲水调下。

治吐血、衄血，暴溢不止

生地黄三钱　小蓟三钱　乌梅一钱

煎浓汁，调蒲黄末二钱，即止。

又

用生地黄汁、生藕汁、大蓟汁各二合，生蜜三匙。上和匀，每服一杯，不拘时服。

治吐血、衄血不止

用马粪为末，每服二钱，水调服。

治劳伤内损，吐血衄血，口鼻俱出，如涌泉不止

用百草霜为末，每服一钱，用糯米汤调下。如鼻中出血，用一字立效。如破伤出血及灸疮出血，糁半钱立止。其取百草霜，以乡间烧杂柴的甚好。

治吐血、衄血

生荷叶　生艾叶　生地黄　生柏叶各三钱

上捣碎，水一钟半煎八分，去渣，再入蜜一匙，温服。

治吐血、衄血、咯血

用藕节捣汁，磨上好金墨服之。

又

用生蒲黄、头发灰，二味为末，用生地黄汁调，顿温服。

衄　血

治肺经受热，鼻衄不止

蒲黄　青黛各二钱

共为末，以新汲水调服。

又

用所出血调白芷末，涂山根①下，立止。

治鼻衄不止

用千叶石榴花焙干，研末，吹入鼻内即止。

又

用青布蘸新汲井水，搭在脑后头上即止。

又

用刀刮指甲末，吹入鼻中止。

治鼻衄不止

用蒜一头，捣如泥，如钱大，厚如豆。左流贴左脚心，右流右脚心，双流双贴。血止即洗去之。

治鼻衄不止

如左鼻出血，以纸塞左耳；如右鼻出血，以纸塞右耳；左右皆出血，两耳皆塞。

治鼻衄不止。

用茅花、紫苏叶各五钱，用新汲水一碗煎至七分，热服。仍用大蒜贴足心，更效。

又

用山栀子烧存性，为末。每服二钱，米汤调服。更以

① 山根：印堂之下曰山根，在两眼之间。

一字吹入鼻中，神效。

又

用荆芥穗为末，白汤调服一钱，妙。

又

用糯米微炒黄为末，每服二钱，新汲水调下。

下　血

黄连汤

治湿毒，肚腹不痛，下血。

当归三钱半，酒洗　黄连三钱半，酒炒　甘草五分

水二钟，煎至八分，食前温服。

下血不止

槐花炒、荆芥穗各等分，为细末，空心酒调服。

大便下血不止

用乌梅三五个，煎汤频频服。

又

用黄连一两，槐花五钱，水三钟，煎二钟，作二次空心服。

大便下血不止

白芷、五倍子各等分，为末，醋糊丸如梧桐子大，空心白汤送下二十丸，神效。

乌梅丸

治大便下血如神。

姜蚕炒，一两　乌梅肉一两五钱

二味为细末，醋糊为丸如梧桐子大，空心醋汤送下三

五十丸。

治大便下血

用荆芥二两，槐花一两，二味同炒紫色为细末。每服三钱，食前茶清调下。

又

用雄猪脏入槐花煮烂，渐渐食之，妙。

治酒积，湿热下血，旬日不止

用生莱菔圆大结实者二十枚，留上青叶寸余并下根，入瓷瓶内，用井水煮十分烂，入姜末、淡醋，空心任意食之。

又

用茶篓内箬叶烧灰存性，为末。每服三匙，空心百沸汤调下。

赤豆当归①散

治先粪后血，此近血也。

赤豆浸出芽　当归各等分

上二味为细末，浆水调二钱服。

济生乌梅丸

治便血不止。

乌梅三两，烧存性，为末，用好米醋打糊为丸如梧桐子大。每服七十丸，米汤送下。

又

用败瓢烧灰存性，再加黄连各等分，共为细末。每服

---

① 归：原脱，据下药物组成补。

二钱，空心温酒调下。

枳壳汤

治大便肠风下血。

枳壳麸炒黄，一两　黄连以槐花炒，去槐花不用，净二两

上二味量水浓煎，食前温服。

又

用百药煎一两，以五钱烧灰存性，共研为末，饭丸如梧桐子大。每服四十丸，米汤送下。

又

用干柿饼烧灰存性，每服三钱，米汤调空心服。

溺　血

治小便溺血

小蓟根，琥珀末，二味研为细末。每服二钱，滚白水调服。

治溺血如神

用洁白朴硝，每服二钱，空心白滚水调下。

治房劳溺血

鹿角胶五钱　没药三钱，另研　油头发烧灰，三钱

上为细末，茅根汁打面糊为丸梧桐子大。每服五十丸，空心盐汤下。

治溺血

车前子五钱　葵花根一两，切片

二味煎水如常服，效。

食忌：椒，蒜，酒，油腻，炙煿，诸禽兽血，莱菔，

冬瓜，芥菜，豆粉，咸物。

第七 诸虚门

虚者，气血不足也。人之五脏六腑，四体百骸，皆赖血气以养，一有亏损，百病遂生。善调者，外慎风寒暑湿燥火，内谨喜怒忧思悲恐惊，虽虚亦不成病。其如眩晕者，气郁痰火盛也；脱肛者，肺虚大肠热也；健忘者，心血少也；遗精者，肾脏滑也；白浊者，膀胱湿热也。虽病有不同，均一虚耳，用药者宜逐一审察之可也。

诸 虚

治阴虚火盛，肾水不及，腿脚无力

黄柏酒炒褐色　知母酒炒，各四两　龟板酥炙　熟地黄酒洗，各六两

上为末，入猪脊髓三条捣匀，加炼蜜为丸梧桐子大。每服五七十丸，空心淡盐汤下。

治诸虚不足，暖五脏除百病

天门冬去心　熟地黄酒洗　白茯苓去皮，各等分

上为细末，炼蜜为丸如弹子大。每服一丸，食远温酒化下。一说，去茯苓，只二味；一加人参，共四味，俱效。

治脾虚血少

白术炒，四两　人参二两　陈皮一两　当归酒洗，二两

共为粗末，用水十碗煎至五碗，以绢滤去渣，再熬成膏。每服一二匙，食远白汤调服。

治诸虚不足，腹痛，胁胀，面黄，少力，气短，身弱，口燥咽干，腰酸背痛，气喘，不能饮食等症

白芍酒炒，六两　黄芪蜜炙　肉桂各三两　甘草炙，二两

卜咬咀，每服三钱，水一盏半，生姜三片，枣一枚，煎至七分，去渣入饧少许，再煎令溶，空心稍热服。

治虚损百病，久服发白再黑，返本还童

冬青子即女贞子，十月上巳日收，阴干，临用时酒浸一日，蒸透晒干，以一斤四两为率　旱莲草七月间取嫩者一斤半，取汁拌二味，末为丸，或秋后收，阴干为末亦可，用十两　桑椹子四月正熟时，拣紫者一斤半，取汁拌二末为丸，或用晒干为末，亦可用十两

上三味为细末，炼蜜为丸如梧桐子大。每服八十丸，淡盐汤送，空心服。

猪肚丸

治气血虚弱，饮食减少。

莲实去皮，不拘多少，酒浸一宿，入雄猪肚内用线扎住口，水煮烂捣成饼，焙干为末，酒糊为丸如梧桐子大。每服五七十丸，食前温酒送下，或煮食之亦可。

又

治虚弱，饮食少进，服药不得者。

用雄猪肚一个洗极净，用糯米半升淘洗净，装入肚内扎住口，放笪子上蒸极烂，捣为丸，白汤送下，或切吃亦可。又能治小儿疳蛔①病黄瘦。

---

① 疳蛔：即蛔疳，病证名。由蛔虫引起的疳疾，见《太平圣惠方》卷第八十七。

治虚损

用枸杞叶半斤细切，粳米二合，瓦器中煮作粥，五味调和食之，妙。

治虚损，阳气衰弱

用菟丝子二两<small>酒浸十日，水淘焙干为末，入蜜炙</small>，杜仲末一两，山药末一两，酒打糊为丸如梧桐子大。每服五十丸，空心温酒送下。

又

用菟丝子、熟地黄等分为末，酒糊为丸如梧桐子大。每服五十丸。气虚，人参汤下；气逆，沉香汤下。

治虚损气弱，饮食少进

山药<small>蒸熟去皮一斤</small>，芡实<small>煮熟去壳，晒干</small>，共捣为末，入粳米半升同前末慢火煮成粥，空心食之。或入韭菜子，微炒为末一二两，入内尤佳。食粥后饮好酒，饮二三钟。

治气虚

用人参不拘多少，熬汤服，不拘时。

又，一说凡虚弱人行房后，随以人参六钱，陈皮一钱煎服，有效。

眩晕者，火动其痰

用二陈汤加酒炒黄芩、苍术。

六君子汤

治气虚痰盛，兼挟风邪，眩晕不休者。

橘红<small>一钱</small>　半夏<small>汤泡透，一钱五分</small>　茯苓<small>一钱</small>　甘草<small>炙，五分</small>
荆芥穗<small>五分</small>

上㕮咀，作一剂，姜三片，大枣二枚，水二钟，煎至一钟，入竹沥一大匙，温服。

玉液汤

治七情感动，气郁生涎，随气上冲，头目眩晕。

大半夏汤泡七次，去皮、脐，切片

每服四钱，姜十片，水一钟煎至七分，沉香磨水入一呷，服之大效。

治眩晕

朱砂水飞，五钱　　当归酒洗　　黄连　　生地黄各钱半　　甘草一钱

共为细末，炼蜜为丸梧桐子大，朱砂为衣。每服三十丸，食远白汤送下。

二陈汤

治气郁，痰，眩晕。

陈皮盐水洗，去白，一钱半　　半夏汤泡七次，二钱　　茯苓一钱
甘草六分

加干、生姜，水二钟，煎至八分，温服。

川芎汤

治一切失血过多，眩晕不苏。

川芎　　当归酒洗，各等分

每服四钱，水煎服。

健　忘

治健忘

石菖蒲三分　　茯神五分　　人参五分　　远志七分

共为末，作一服，食远白汤调下。

一用菖蒲、远志二味煎汤常服，或为散调服亦可。

怔 忡

治心气虚损，怔忡，自汗

人参五钱　当归身酒洗，五钱　雄猪腰二枚，不见水

先将猪腰用水二碗煮至一碗半，捞起细切，同前二味药再入汁中煮至八分，先吃腰子，以汁送之。如腰子吃不尽，同二味药渣焙干为末，山药糊为丸，梧桐子大。每服五十丸，白滚水食远送下，多服甚效。

盗 汗

治盗汗

人参　酸枣仁炒　茯苓各等分

上为细末，每服一钱，食远米汤调下。

治盗汗

黄芪头蜜炒　麻黄根　飞罗面各等分

二味共为细末，面作糊为丸，梧桐子大。每服四十丸，食远浮麦煎汤送下。

一用五倍子为末，唾津调涂脐中，以帛缚一宿即止。

治盗汗

用白术二两，浮麦四两，用水二碗同煮水干，炒，去麦不用，以术为末。每服二钱，食远煎浮麦汤调服。

一用经霜的桑叶，焙干为末。每服二钱，食远米汤调服。春间采冬天不落的。

遗 精

治梦遗精

用霜后韭菜子为末，每服二钱，食前温酒调下。

二仙丹

治梦遗，精滑，白淫。

芡实四两　金樱子肉二两

二味为末，金樱膏为丸，梧桐子大。每服五十丸，空心白滚水送下。

蛤粉丸

治梦遗，精滑。

真蛤粉四两　厚黄柏二两

二味共为细末，酒打面糊为丸如梧桐子大。每服五十丸，空心白滚水送下。以干枣、栗之类压之。

菟丝子丸

治遗精、白浊。因思虑过度，真阳不固，溺有余沥，夜卧频泄，心神恍惚。

菟丝子酒浸焙干，五两　白茯苓一两　石莲子肉一两　益智仁炒，一两

共为细末，用山药打糊为丸如梧桐子大。每服五十丸，空心温酒送下，或淡盐汤亦可。腰脚无力，木瓜汤下。

脱　肛

脱肛之症，皆因元气下陷而不能上升，宜用补中益①气，倍加升麻以提其气。如热者，加之黄芩，再用五倍子炒为末，托上二三次，愈。

又

用陈壁土泡汤，先熏后洗亦妙。

---

① 中益：原阙，据《医方考》卷三"脱肛门"补。

又

以鳖头烧灰存性为末，以真麻油调敷即收。

又

用五倍子八两，水煮极烂，盛坐桶上薰之，待温微洗，以手慢慢托上。

虚弱之人，最易致病，百凡饮食无益者，当戒。

卷之二

第八　脾胃门

脾胃者，仓廪之官也。主藏水谷，盛则传化而生血气，虚则停积而成痰饮。经曰：饮食自倍，肠胃乃伤。善调摄者，当怒不得强食，饥甚不可多餐，晨不宜醉，昏不宜饱。如此则阴阳和，而噎膈之疾不生矣。

脾　胃

治脾胃不和，饮食少进，上燥下寒，服热药不得者

人参　白术各二钱　橘红一钱五分　半夏汤泡七次，一钱 枳壳麸炒，七分　甘草炙，五分

上㕮咀，水一钟半，姜三片，枣一枚，煎七分，食远温服。

治食积腹痛，不拘男女大小，并宜

白术炒　茯苓　半夏姜汁炒，各一两　莱菔子炒，三钱　山楂肉五钱　陈皮五钱

共为末，另以白术熬膏，丸如梧桐子大。每服四十丸，食远白米汤送下。

砂术丸

治男、妇脾胃虚弱，饮食不消化。

腿片白术不油者，米泔水浸，切片，晒干，土炒，净一斤　山楂肉蒸，晒干，一斤　砂仁去壳，炒，四两

上为细末，每服二三钱，食远米汤调服。或陈米面打糊为丸如绿豆大。每服八十丸，食远米汤送下。

启脾丸

治脾胃虚弱，饮食少进。

白术米泔水浸，土炒，二两　陈皮一两　枳实麸炒，一两　麦芽炒，一两　砂仁炒，七钱

共为细末，神曲面打糊为丸如梧桐子大。每服六十丸，食远白滚汤送下。

白术散

治脾胃虚弱，不思饮食。

白术土炒，一两　茯苓白者，七钱　陈皮五钱　莲肉去心，七钱　甘草炙，三钱　白蔻仁四钱

共为细末，每服二钱，白米汤调服。

络索米

治脾胃虚弱，不思饮食，食入不消化，病与噎塞相似。

清明日，取柳枝一大握，熬成绿汤，用北方小米不拘多少，煮捞①干饭，置于匾中，以白面洒上，拌均匀。如法晒干，用布袋盛之，悬于通风处，听用。用时先烧滚水随意多少，候汤沸时，以米投下，住火，其米俱浮起，看无米心则熟，可食之。不可久煮，久则成糊矣。每日食之，甚效。

噎膈

治噎膈

红花端午日采头次者，无灰酒拌湿，瓦上焙干　血竭瓜子样者为佳，各等分

---

① 捞：义同"捞"。

上为细末，用无灰酒一小钟，入药在内调匀。重汤顿热，徐徐咽下。初服二分，次日或三四分，三日服五分。

治噎膈，食不能下

黑铅　硫黄　黑豆

三味各等分，用犁头铁用过光白者烧红，先将铅、黄二味一并入红铁上镕化，后陆续下黑豆，煅成灰，研细，每服五分，好酽烧酒送下。忌煎炒、油腻、盐酱一百日。

治噎膈，神效

猫胞衣，用新瓦炭火炙枯，研为细末。每服一二分，好酒送下。服后噙竹筒一个，睡恐伤牙及嗽。粒米不下者，五六服，立愈。

又

用辟惊骨三四付，以新瓦合定，上下用火焙焦存性，为末。每服三钱，糯米浆酒送下。终身忌烧酒。此骨在猪首脑窝中，形如云头。小儿佩之，能辟惊。

治噎食不下

用干人粪一荆篓，用桑柴火同烧煅存性。取出放在缸内，以井花水浸之，勤搅动，待一时，方用绵纸数重滤过，去渣。清水约有二桶入铁锅内，慢火熬至二碗，又入碗内，放锅内重汤顿干，刮下收贮，每用五厘，好酒化下，渐加，服至三分，自然进食。

治膈气

用黑矾四两，陈酒糟四两，拌匀，装入酒瓶内，以雄猪项上毛并盐拌，黄泥裹瓶外，阴干后，以桑柴火烧，煅一二日，通红为度。取出将药研为末，炼蜜为丸如弹子大。每服一丸，临卧细嚼，好酒送下。此方京师高宪副传，仍得药三丸，而活三人。

治食膈①气膈②及梅核气

甘遂面包裹，五钱　木香一钱

上为细末，每服壮者一钱，弱者五分，不拘时，温酒调下。

又

用凤仙花收干为末，酒调一钱，旋③饮渐愈。

又

用杵米的杵嘴上细糠，蜜丸如弹子大，不时噙化，津咽送下。

治噎膈、痞块、疳积等症

五灵脂炒，令烟尽，研细　真阿魏研细

各等分，雄黄狗胆汁和为丸，如黍米大，空心唾津送下三十丸。忌食羊肉、醋、面。

呕 吐

治胃寒呕吐

陈皮三钱　生姜六钱

上哎咀，水一钟半，煎至八分，不拘时，徐徐热服。

又

用白豆蔻七枚为末，温酒调下，日三服。

---

①　食膈：五膈之一。多因气塞、火郁、食滞膈阻所致，症见烦满、疲乏、食不下等。

②　气膈：五膈之一。多因恼怒太过，肝木乘脾所致。

③　旋：副词，随时。

治胃中素热，恶心，呕哕

陈皮二钱　山栀仁炒黑，三钱　青竹茹一钱五分

上㕮咀，水二钟煎至八分，入姜汁一匙，不拘时温服。

治胃热，有痰而吐

竹茹二钱　半夏　茯苓各一钱　甘草四分

姜三片，水一钟半，煎至八分，温服。

治呕吐

藿香　半夏炮　陈皮　厚朴姜汁炒　苍术各一钱　甘草四分

姜三片，枣一枚，水二钟，煎至八分，温服。

治脾胃虚弱，呕吐，泄泻，饮食少进

黄芪蜜炙　白扁豆炒　人参　白术各一两，土炒　甘草炙，五钱

共为细末，每服二钱，食远，姜枣汤调服。如气不顺，紫苏汤加些盐调服。

治脾胃虚弱，或干呕，或泄泻

陈皮　白术土炒

各等分，为细末，不拘时，白滚水调服二钱。

一方

用白术一味切片，以水熬十分至三，滤去渣，再熬成膏，白滚水点二匙，食前服。

治咳逆不止

柿蒂　丁香各二钱

姜三片，水一钟，煎六分，不拘①温服。

---

① 拘：据文义，此后当脱"时"字。

又

用枇杷叶煮汁饮之，或捣梨汁饮之亦止。

胀 满

治面目虚浮，四肢肿满，心腹胀闷

陈皮　大腹皮　桑白皮　生姜皮　茯苓皮

各等分，水煎服。

治食少，腹胀，黄肿

以亚腰葫芦不去子，烧存性为末。每服一个，食前温酒调服。不饮酒者，白滚水调下，十余日见效。

肉蔻丸

治腹胀如鼓，不食者，病可下。

槟榔　肉豆蔻　轻粉各一钱　黑牵牛取头末，一两五钱

上为细末，糊为丸如绿豆大。每服十丸至二三十丸，食后，煎连翘汤下，日三服。

消胀丸

治腹胀如鼓。

木香　槟榔　黑牵牛　莱菔子炒，各等分

上为末，水糊为丸如梧桐子大。每服三十丸，白汤下。

鸡屎醴散

治心腹胀满，旦食不能暮食，致令胃逆鼓症。

大黄生　桃仁去皮、尖　鸡屎醴干者，各等分

上为细末，每服二钱，入姜水煎，食前服。

痞 闷

消滞丸

治积食所伤，心腹痞闷，刺痛，积滞不消。

黑牵牛取头末，二两　香附米醋炒　五灵脂醋炒，各一两

上为细末，醋打糊丸。每服六十丸，食后，淡姜汤送下。

治伤食，停饮，不消

用白酒曲二两，炒　白面一两，炒

共碾为细末，每服二钱，白米汤调下。

保和丸

治痞闷，积聚不散，能消肉积如神。

山楂肉不拘多少，蒸一炷香，取出晒干为末，薄米糊为丸如绿豆大。每服七八十丸，食后白滚水送下。小儿如常服，更妙。

积 块

治痞块

硇砂五分　皮硝二两　山栀子三两，三味俱为细末　酒酵子四两，即出酒之醅①　水莱菔两个，约重四五两　穿山甲一两，腋下夹片时捣为细末

共六位合一处捣匀，分作三块，每用一块，以油纸或油绢摊贴患处上，用绢帛缚之。一昼夜一换，三块贴三昼夜，暂歇数日。其或肚皮青色，或下恶物则是疾化矣。如

---

① 醅：未滤去糟的酒，亦可泛指酒。《齐民要术·法酒》："合醅饮者，不复封泥。"

疾未消尽，可候肚皮青色散尽，再制前药一料，贴之即愈矣。

熨痞法

朴硝一斤，碾碎，喷醋一酒钟拌匀。令病人仰卧床上，用温水将患处洗净，擦干，再用麝香一分擦皮，再和白面一块作一圈子，围病周匝，将硝入于圈内摊平，用熨斗火约离硝二指，往来运动。硝干，再添熨二柱香，去硝，温水洗净，仍用麝香擦之，再贴狗皮膏。

贴痞膏

贴诸般积气，痞块。

白花菜不拘多少，透骨草不拘多少_{即指甲草}，二味用水熬，去渣熬成膏后用。

真香油_{一斤} 黄丹_{水飞过，淘净，炒黑色，半斤} 穿山甲 木鳖子_{去壳} 三棱 莪术 水红花子 杏仁_{各一两}

六味先入油内，用桑柴火熬至山甲枯黄焦色。以绢滤去渣，再文火熬滴水不散，再陆续下黄丹，用柳条不住手搅之。熬至滴水成珠不粘手，住火。再入前草膏二两，熬数沸，取，离火待温，方下后药。

阿魏 乳香 没药_{各一两}

上为细末，入前膏内搅匀，倾入冷水盆内，日夜换水二次，泡七日，取出，入瓷罐内重汤化开，入麝香末二钱，搅匀，以蜡封灌口，勿令泄气。用时重汤化开，用狗皮随病形大小摊之，贴十五日一换。久积者，两贴痊愈，或大便下脓血恶物而愈，亦有内消者。痢疾，贴脐上。此药不拘积块、血块、痰块，百试百效。

灸痞积法

以双线系开元钱一个，悬于颈上适中，其线自胸直垂而下，以钱孔对为率，将颈上之线悬于喉上，自背后垂下，至钱而止，用墨点记之。上下四边，亦用墨记之。却去铜钱写一十字于钱之上下两边点上。点处各用艾丸灸一穴，灸十壮，更服他药。再贴膏药即消，其效甚速。

忌食：生冷，炙煿，油腻，椒，蒜，葱，驴，马，犬肉，败脯，蚬蚌，蟹，鱼，羊肉，粉面，面筋，醉饱，硬物。

第九 疟门

疟乃风湿之邪隐伏而成。故云夏伤于暑，秋必痎疟。脾胃积食停痰，亦能致此。治宜解表散暑，而后消食化痰，清理脾胃。不可骤用截药，须待病势稍退，脾胃稍开，而后截之。如气壮邪轻者，只须消导则自止矣。

痎 疟

紫苏汤

治疟疾初起，服二剂发散。

真紫苏三钱　干葛一钱　柴胡一钱五分　羌活七分　白芷六分　甘草四分

上㕮咀，姜三片，水二钟，煎至一钟，热服，取汗。

治诸疟截药

常山一钱五分　槟榔　知母　贝母各一钱

上哎咀，水一钟半，煎至八分，露一宿，临发日五更温服。

治久疟不愈

常山二钱　陈皮二钱　槟榔　草果　砂仁　甘草各一钱

桃、柳枝各七寸

上哎咀，水一钟，酒半钟，同煎至八分。露一宿，发日五更温服。

不二仙丹

截疟如神。

苍术去皮，四两　草乌水泡，去皮，三两　羌活二两　杏仁去皮、尖，一两　巴豆四十九粒，去壳，去心膜，去油

上共为细末，面糊为丸如黄豆大，黄柏面为衣。每服一丸，临发日用桃仁五个煎汤，空心送下。忌热物，一日不食。孕妇勿服。

又

大蒜三瓣　胡椒七粒　百草霜三分

共捣为一丸，临发日，预先以帛缚于曲泽穴上，男左女右，其穴在臂膊湾①三寸尽处是。

又

治诸疟，不论连日、隔日，或隔三日，皆服。

当归　陈皮各六钱　知母　柴胡各四钱

水、酒各一钟煎至八分，露一宿，临发日五更服，即止。如人虚甚，先一日服十全大补汤一剂。

---

① 湾：同"弯"。

又

草果二个，一个用面包火煨，一个生用　肉豆蔻二个，用面包煨一个，一个生用　甘草二寸，炙一寸，生一寸　厚朴二寸，炙一寸，生一寸　生姜二块，煨一块，生一块

上㕮咀，水二钟，煎至一钟，临发日空心服。

又

五月五日，取独蒜不拘多少捣烂，再入好黄丹拌匀，再捣干湿通匀，丸如龙眼核大，晒干收贮。于临发日，鸡鸣时用一丸打碎，新汲井水、面东送下。

又

以桃仁半片放在内关穴上，再用独蒜一个，捣烂掩在桃仁上，以布条缚之，男左女右。临发日，先一二时行之即止，此方屡验。内关穴在手掌骨上一寸半与尺部脉相并。

又

用蛇蜕塞两耳内，即止。

又

用真阿魏一味，丸芡实大，朱砂为衣。发日五更面东以无根水①送下。

如患疟人热甚发渴，以童便和蜜顿数沸，频频服之。

又

用陈曲为末，每服一钱，黄酒调服，立愈。

食忌：生冷，瓜果，荤腥，油腻，炙煿，椒，蒜，韭

① 无根水：即天降之水，包括雨水、露水、雪、霜等。

菜，莱菔，粉面，面筋，醉饱，米粽。

第十 痢 门

痢者，古方谓之□□□□。暑湿之邪，以致脾胃不和，饮食停积而成。旧论以赤为热，白为寒，甚谬。而气分则白，血分则赤，均一暑毒湿热耳。治法，必先通利导滞，其次调胃解毒，又次收敛实肠。切忌止涩之药，恐至留毒肿满。治泄泻，宜调理脾胃、燥湿、分利阴阳为主，如苍白术、茯苓、猪苓、泽泻、防风之类不可缺也。

痢 疾

将军汤

治痢初起，里急后重，脓血稠黏，日夜无度。

锦纹大黄一两

上㕮咀，用酒、水各一钟，浸半日，煎至一钟。去渣，空心食前作二次服之。再服香连丸、芍药汤，即愈。

立效散

治赤白痢，脓血相杂，里急后重，腹痛，一服立止。

黄连四两，炒净。用吴萸三两泡酒半日拌黄连，同吴萸炒干，拣去吴萸不用　陈枳壳麸炒，三两

上二味为细末，每服三钱。空心黄酒调下。泄泻，米汤下。噤口痢，陈仓米汤调服。

香连丸

治痢赤白。

木香四两　黄连用茱萸十两，水浸黄连一夜，同炒干，去吴萸不用，净黄连八两

二味为末，米糊为丸如绿豆大。每服八九十丸，姜汤食前送下。

加味香连丸

治痢初觉，不拘赤白，肚腹疼痛，有积自行，无积自止，甚效。

黄连炒，十两　　木香二两　　大黄酒浸透，火煨，四两　　槟榔一两

共为细末，陈曲打糊为丸如绿豆大。每服七十丸，食远米汤送下，日三服。

又

治痢赤白、腹痛及休息痢，极效。

黄连炒，六两　　阿胶蛤粉炒　　当归酒洗，焙，各三两　　干姜炮，二两

共为细末，醋打米糊为丸如绿豆大。每服五十丸，加至七十丸，空心米汤下。

又

用六一散七钱，神曲炒、红曲各四钱。

共为细末，姜汁打糊为丸如梧桐子大。每服六十丸，不拘时，白滚汤送下。

又

治久痢赤白不止。

五倍子　　飞白矾各一两

二味共为细末，枣肉杵为丸如绿豆大，飞罗面为衣，小米汤送下二十丸。食远服，立止。

封脐膏

治久痢不止。

乳香　没药　银朱各一钱，为细末　真香油四两　猪胆二个
黄丹水飞，淘去渣，炒紫色，二两

先将猪胆同香油熬至黑色，滤去渣，滴水不散。再下黄丹不住手搅，滴水成珠，不粘手者，取起候温，再入前三样搅匀，收贮瓷罐中，去火毒，用油纸摊贴脐上。

又

治久痢，赤白不止。

木鳖子去壳，十个　杏仁四十九个　桃、柳枝各四十九节如箸粗　黄丹水飞，淘净，炒紫色，三两五钱　乳香　没药各五钱，为末　麝香五分

先将前四味用真香油七两同熬至焦黑色，滤去渣，滴水不散。再陆续下黄丹，用柳条不住手搅匀，再滴水成珠，不粘手，取起待半时，再入乳香、没药面，将冷，入瓷罐内，再入麝香面搅匀，用蜡封口，以水浸七日，出火毒。用时重汤顿化，摊狗皮上，贴脐立效。

又

治痢不拘赤白，神效。

大川黄连去芦毛，为极细末，听用　木香为细末，听用　厚黄柏去粗皮，蜜炙透，为极细末，听用

每服黄柏一钱为主，如红白相兼者，黄连、木香末各五分。红多，黄连六分，木香四分；白多，黄连四分，木香六分。俱用三年陈酱一大茶匙，滚水半茶钟，调服。

又

治久痢。

椿根白皮去粗皮，蜜炒，四钱　麻黄五分　甘草五分　生姜

一钱　细茶一钱

水二钟，煎至八分，空心温服。

又

生姜三钱　细茶五钱

水二钟，煎至一钟，入蜜一小酒杯，再煎数沸，露一宿，空心服。白痢温服，赤痢冷服。

又

治气痢。

用人乳煎荜茇服之，立愈。

又

用白莱菔取汁一钟，蜜一钟，调匀，煎数沸，温服。

又

鸡子一个，用清淡烧酒一钟，白糖三钱，同入碗内调匀，重汤顿熟，服之立止。

又

用鸡一只，好醋一壶炒鸡，同烧酒食之，不用盐酱，神效。

又

治血痢久不止。

用樗树根皮去粗皮，蜜炒、陈皮各等分，为细末，米糊为丸如梧桐子大。每服百丸，空心白滚水送下，二三服即止。

又

至腊八日收槐实，至端午日用砂锅炒黄色为末，稍去渣。红痢白米汤调服，白痢黄酒调服。

乌梅散

治诸痢久不止。

乌梅七个，烧灰存性为末，空心黄酒调服。

又

生姜一块，艾叶一握，吴萸三钱，陈皮七片，水二钟，煎至一钟，去渣，空心热服。

又

治久痢滑肠，虚弱不禁者。

椿根白皮五钱，乌梅三个，水一钟半煎至七分，空心缓缓温服。

又

用葱一把，切碎和米煮粥，空心食之。

又

治久痢虚滑，不拘赤白。

石榴皮　茄蒂烧灰

等分为末，每服二钱，砂糖汤调服。

又

端午日，取好荸荠洗净，拭干，勿损皮，入瓷瓶内，用好烧酒浸，泥封口勿泄气。如患痢者，取二枚细嚼，用原烧酒空心送下。

又

用生姜切如粟米大块，好细茶相等分，煎服。红痢，姜不去皮。白痢，姜去皮。

治禁口痢

一用木鳖子去壳二钱，捣烂，再入麝香二分，共捣如膏，纳脐中，以帛缚定。待一时，即思饮食。

治禁口痢

砂仁二钱，捣碎　砂糖七钱　细茶五钱　生姜五片，捣烂

水二钟半，煎至八分，露一宿，次日面北温服。

又

人参　黄连　石莲肉各三钱

上咬咀，水二钟，煎至八分，不拘时温服。

又

用石莲肉、砂仁等分为末，每服二钱，陈米汤调服。

又

石莲肉、干山药、白砂糖各等分为末，时时米汤调下。

又

黄连三钱，人参一钱五分，水一钟半，煎至七分，温服。药入腹即苏，屡试屡验。

又

用乌梅一斗，水一桶熬滚，入坐桶内，令病者坐之。再将火麻叶三钱为末，红痢白糖汤调下，白痢砂糖汤调下，服完以被盖出汗即愈。火麻叶，五月五日午时收，悬檐下风吹干。

治久不愈者

乌梅三个，打碎　干葛三钱　细茶三钱

生姜三片，水一钟半，煎至八分，空心服。

大凡人患痢疾初起，必要推荡肠胃中积垢，然后随症

缓急而调理之。切不可用兜涩之药，多致夭亡。《内经^①》云：无积不成痢。又曰：治痢还须利，即此理也。又一种人壮实者，而推逐不必拘泥日子，虽多日，亦可以逐之，毋惑。

泄 泻

白术散

治久泻，养脾，实肠胃。

白术土炒　白茯苓去皮，各一两　糯米炒，二两

上为细末，大枣不拘多少，煮熟拌食之。或为丸，为饼子，俱可。

砂仁白术散

治水泻及脾泄。

砂仁炒，五钱　白术土炒　淮山药炒　莲肉去心，各一两

上为细末，入白糖四两调匀，每服五钱，白滚水调服。

黄连生姜散

治水泻，脾泄。

黄连去毛，净八两　生姜四两

二味切如筋顶大块，共一处，炒紫色为度。取出二样，各捣为末。脾泻，用黄连末；水泻，用生姜末。每服二钱，空心白汤调下。

五味子散

治肾泄，天明溏泄是也。

---

① 内经：据下引文当出自《仁斋直指方·痢病证治》篇，疑误。

五味子二两　吴茱萸汤泡炒，五钱　白术土炒，二两　糯米五合，炒

共为细末，每服二钱，陈米汤调，空心服。

山药白术散

治脾虚泄泻。

白术土炒，净八两　山药炒，四两

上为细末，每日煮粥入一合柾①内，再煮一沸，空心食之。

猪肚丸

治脾虚，如常水泻。

雄猪肚一个，洗净，去脂膜，再入大蒜十数头，去皮，入肚内。自晨煮至晚，以肚、蒜糜烂为度。取出，杵如泥。再入平胃散末一料，又同捣匀，丸如梧桐子大。每服五十丸，空心米汤送下。

又

治水泻不止。

用车前子炒为细末，每服一钱，空心米汤调下。

又

治久泻，不进饮食。

以黄米炒为面，每用数匙，以砂糖调吃。

又

治久泻不止。

用陈久隔年莱菔菜，煎汤服之，立止。

---

①　柾：原作"扗"，同"柾"，古义同"在"。

又

用白花菜老楷，熬水洗脚即止。俗呼猪屎菜则是。

又

用凤眼草熬水洗脚立止。洗不可过膝。止久痢，亦妙。

治肚腹微微作痛，痛来即泻，泻亦不多，日夜举发三四次。

用荞麦面，随意作饭，连食三四餐而愈。一少年患此，两月瘦弱之甚，诸药不效，偶遇一僧，授此方服之即愈。后传告多人，俱效。

食忌：生冷，椒，蒜，荤腥，油腻，炙煿，面粉，糯米粽。

第十一　痰饮门

痰者，病名也。痰生于脾胃，皆因脾气虚弱，而饮食不能克化为津液而则作成痰矣。然脾胃气盛，饮食易克，何痰之有。或饮食后，因之气恼，劳碌，惊恐，风邪，致饮食之精华不能传化而成痰饮矣。有流于经络皮肤者，有郁于脏腑肢节者，为病多端，治当各从所因。是以虚宜补之，火宜降之，气宜顺之，郁宜开之，食宜导之，风寒湿热宜发散，清燥以除之。故曰治病必求其本。

痰　饮

二陈汤

治痰涎。

橘红　半夏姜制，各三钱　茯苓二钱　甘草一钱

上咬咀，用水二钟，煎至八分。入竹沥一酒杯，姜汁二匙，不拘时温服。

大半夏汤

治风痰。

大半夏十四枚　牙皂角一条　生姜五片

上咬咀，水二钟，煎至一钟，食远温服。

湿郁汤

治湿痰。

苍术炒　黄芩酒炒　半夏姜制　香附醋炒，各等分

上咬咀，每服七钱，水二钟，煎至八分，食后温服。或神曲打糊为丸如梧桐子大，每服七十丸，食远白汤下。

半夏嚼化丸

治诸痰。

半夏一两　甘草一两，切碎熬膏　生姜四两，取汁　白矾四两，熬水

上将半夏入矾水内浸，春夏二十一日，秋冬四十九日。取起，阴干，再入姜汁内浸，春夏三日，秋冬七日，阴干为末。以甘草膏为丸如弹子大，瓷器收贮。每服一丸，不拘时，含口中，津液化下，或加薄荷更妙。

南星半夏丸

消气痰。

南星　半夏各三两　生姜半两，取汁

上以姜汁煮半夏、南星，熟透切片，晒干为末。姜汁打糊为丸如梧桐子大，每服二三十丸，食远白汤下。

导痰丸

治痰涎上壅。

风化硝_{五钱}　枳实_{麸炒，五钱}　白矾_{三钱}　皂角_{酥炙，三钱}

上为细末，白莱菔汁为丸如梧桐子大。每服二三十丸，食后白汤送下。

橘红丸

治痰饮。

甘草_{炙，一两}　陈皮_{红者以盐二两和水泡，去白，净干十两}

上为细末，酒打米糊为丸绿豆大。每服三五十丸，食远白汤送下，米汤亦可。

又

用木槿花晒干，焙为末，每服二匙，空心沸汤调下，白花尤妙。

又

治痰火。

萝卜子_炒　皂角_{烧存性}

共为末，姜汁加炼蜜为丸如梧桐子大。每服五七十丸，不拘时，白汤送下。

又

治痰喘。

鲜山药_{捣泥烂，半碗}　甘蔗_{取汁，半碗}

二味和匀，重汤顿热饮之，立止。

又

用梨汁、藕汁各半盏和匀，顿饮之尤妙。

又

用梨一枚，去一孔，用巴豆一粒研碎，以棉纸包之，为捻纳入梨孔内，外以粗纸数重包之，水湿透，入灰火中煨，以纸干为度。取出，晚间服之，去巴豆不用。

治痰饮吐法

白矾一两，水一碗煎至半碗，入蜜少许，再煎数沸，温服，须臾即吐。如不吐，再饮热水一盏。

治痰厥，不省人事

用香油一盏，灌入喉中，须臾吐出痰涎，即愈。

治痰涎壅盛，不下降者

巴豆去壳、去油、为霜，一钱　　滑石为末，一两

二味研匀，面糊为丸如绿豆大。每服四十丸，小儿一岁者五六丸，白滚水送下。

润下丸

治痰饮。

陈皮水洗刮去白，红者一斤　　粉甘草去皮，四两，切碎　　盐四两

上将甘草、盐二味，用水五碗熬至三碗，去渣，将陈皮入内，煮以汁干，取出焙干为末。每服三钱，白汤调下。

治虚极痰盛

人参一两　　竹沥一酒杯

上㕮咀，水二钟，煎八分，不拘时，入竹沥温服。常患此症者，不免用消导药治之，痰虽减，可反加恶心、呕哕、不下饮食，乃知胃气空虚之甚，必加以滋补药治之，而食下、恶心乃止。屡屡经验，若信他医，不用滋补，专

以消导必误矣。凡用药者，当因人而用，施治不可执。

治阴虚火动之痰，不堪用燥剂者

天门冬水洗，去心，干净肉，十二两　五味子水洗，去核，干净肉，二两

上二味，共捣为细末，丸如梧桐子大，日进三服。每服二十丸，不拘时茶清送下。

治痰核

南星　乌头　白芥子

各等分，共为细末，以姜汁调敷之。

食忌：椒，蒜，荤腥，炙煿，酒，面，糟味，乳饼，胡桃，榧子，芥米。

第十二　咳嗽门

咳嗽虽诸经皆有，而形症则见乎肺之一经，治须分别内外可也。内为情所伤，外因四气所袭。治内必清热开郁，治外则疏风散寒。先贤云有因痰而致嗽者，只作痰治。因嗽而致痰者，只作嗽治。其理甚当，切忌涩滞之药，恐成壅结之患。

咳　嗽

治冷嗽

款冬花五钱　官桂三分　石膏二钱五分　甘草一钱五分

上为细末，每用一捻，放舌上，以津液咽下。

又

用生姜切片，焙干为末，糯米糊为丸如芥子大。每服三十丸，空心米汤下。

治喘嗽，有火邪久不愈者

知母　贝母

各等分，共为细末，用老姜切薄片，蘸药细嚼，白汤下。

又

用姜汁半盏，蜂蜜半盏和匀，顿热，频频服之。

又

以梨汁半钟，加饧糖一两，炖化搅匀服之。

又

用百部不拘多少，洗，拣净捣汁，以砂锅内，桑柴文火熬如饧，收贮。每服一二匙，白汤化服，日服三次。二三十年咳嗽不愈者，亦除根。

治无痰，干咳嗽

用黄熟大瓜蒌一个去皮捣烂，以布绞取汁，用蜜等分，加白矾一钱，熬成膏，频频噙服。

又

用大酥梨一个，挖去核，纳白蜂蜜四五匙于内，面包于外，灰火烧熟，去面食梨，妙。

治痰气上喘，咳嗽

杏仁水泡，去皮、尖　核桃肉

等分，细研如膏，再加蜜少许，丸如弹子大。每服一丸，食后临睡细嚼，姜汤下。

治咳嗽甚者，或吐血

桑白一斤去外粗皮

以米泔水浸三日夜，挫碎焙干，入糯米四两炒，共为细末。每服二钱，食远米汤调下。

治咳嗽不止，胸膈气壅滞者

用桃仁一升，去皮、尖，麸炒令黄色，研细，入瓶中，以酒五升浸之，蜜封固三日。每一盏顿热饮之，日三次。

治痰嗽，面浮肿者

用真蛤粉一味，新瓦上炒令红，盖地上去火毒。加青黛少许，用淡薤水滴香油数点，搅匀服之。

痰 喘

治痰嗽并喘，神效

枯白矾　五倍子

各等分，共为细末。每服二钱，以生猪肝火炙熟蘸药，食后临卧食之。

治痰喘

用核桃三四枚，生姜三片，临卧细嚼，温酒下。

治齁喘①

用蓖麻子仁炒熟，拣甜者食之，须多服见效。

又

用枯矾末一匙，临睡白滚水调下三四服，即愈。

治痰嗽

用皂角不拘多少，烧存性，研为末。每服二钱，米汤调下，甚效。

---

① 齁（hōu 喉）喘：证名。指喘急而喉中有痰鸣声，类哮证。

治年高气急喘促

用萝卜子炒，研为末。每服二钱，白汤调下。

治痰喘嗽，久不愈者

香油一两　蜂蜜二两　生姜三两，捣汁　阿胶五钱　白矾五钱

先将油、姜汁、阿胶、白矾熬数沸，再入蜜于内，熬至黑色如漆，收贮，每日清晨白汤化二匙服之。歌曰：一两香油二两蜜，生姜自然汁，阿胶白矾各五钱，次第煎来黑如漆，每日清晨服一匙，多年咳嗽自然毕。

治咳嗽，诸药不效

用结过子毕老莱菔切成片煮熟，并汤不时服之，效。

法制杏仁

治久咳、痰嗽、劳嗽、干咳皆效，久服大有补益。

大杏仁一斤，水煮三沸，去皮、尖　桔梗　麦冬去心　五味子　薄荷五钱　甘草各一两

用水五碗，除杏仁外，将后五味熬至二碗半，去渣，存留后用。将杏仁入药水内浸一昼夜，日取晒之，以药水干为度。再晒干，又取四五岁小儿童便一碗，将杏仁浸之。晒干，复浸，如此者三次。再将前药渣水润湿，上下铺盖杏仁于笼中蒸一炷香。取出，去药，晒干杏仁，收贮。不时食之。非但止嗽，而且润肺。

食忌：椒，蒜，葱，油腻，炙煿，面，荤腥，糟味，核桃，榧子，乳饼，红豆，芥末，酒。

第十三　积热门

积热者，乃热毒日渐蕴积于脏腑之内，令人咽干舌燥，

唾黏痰稠，眼红鼻塞，头面疮肿，久而不治。或消中、消渴之症生焉。其治法，当分虚实。实者，以清凉之剂泻之；虚者，用滋阴之药补之。如此则水火济，而热自退矣。

积 热

大金花丸

治诸积热。

黄柏　黄连　黄芩　大黄　栀子各五钱

共为细末，滴水为丸如梧桐子大。每服五十丸，新汲水下。

治膈热，口舌生疮，咽喉肿痛

石膏　山栀子　甘草各一两

共为细末，每服一钱，水调下。

消 渴

治消中，消渴，虚热

黄连炒　知母　麦冬去心　天花粉各一两

为细末，用嫩猪肚一个，洗净入药于内，以线缝口，于笼内蒸烂研如泥，加炼蜜少许，为丸如梧桐子大。每服百丸，食远，白滚水送下。

又

治消渴。

乌梅肉七分半　五倍子五分　天花粉二钱

上哎咀，水一钟，煎三分，并三次，午后一顿温服。

又

用浮萍、天花粉等分为末，人乳汁和为丸，梧桐子大。每服二十九，不拘时米汤送下。日三服，见效。

又

用茧丝汤，不拘时服之，妙。如无，以蚕茧或丝煎汤服。

又

用蜗牛四十九个，以水一碗，同蜗牛入于瓷罐内，以物盖之，浸一宿取其水，顿服。重者，不过三服而愈。

又

用大田螺五升，洗净，以水浸一宿，取水饮之，每日更换田螺。

六一汤

治诸虚不足，胸中烦悸，时常消渴。

黄芪蜜炙，六两　大甘草蜜炙，一两

上吹咀，每服四钱，枣一枚，水一钟半，煎至七分，温服。

治阴虚火动，蒸热如燎

用童便斩头去尾，取中间者，每服半碗，和入好酒些须服之，日服三次。

治诸热

用玄明粉二钱，水化下。胃弱者，不宜多服。

治发热口干

用鸡子清三个，白蜂蜜一匙，和匀服之。

又发热口干，小便赤者，用甘蔗捣汁服之。

治积热

用厚黄柏一两，为细末，炼蜜为丸如梧桐子大。每服五十丸，浓煎麦冬汤下。

治烦热少睡

用小麦做饭食之。

治大渴症

六一散一两五钱　玄明粉一钱六分　朱砂一钱

共研为细末，用新汲水调服。

治大渴，大便秘者

石膏煅，五钱　滑石三钱

共研为细末，新汲井水调服。

食忌：椒，姜，蒜，葱，炙煿，油腻，荤腥，杨梅，石榴，樱桃，葡萄，桃子，荔枝，榧子，芝麻，饴糖。

第十四　眼目耳鼻门

人之眼目犹天之日月，无不藉其光明也，平日最宜爱护。若偶然红肿，增寒壮热作痛者，为风热有余，治宜疏风降火。如平日昏暗羞明，迎风泪下，不能视物者，为血虚不足，治宜清心滋阴。二者俱当定虑忘忧，戒酒，绝色，庶几可耳。其耳鼻之症，亦由内蓄湿热，外袭风邪所致。医者宜审察斟酌，疗之可也。

眼　目

冬青膏

治内有风热、积热，发于眼目者。

川黄连二两, 切碎　冬青叶四两

二味以水三碗，浸三昼夜，待黄绿色熬，去渣成膏。

不时点四眼角，妙。

梅饼子

治眼胞肿大如拳。

霜梅三个，去核　白果七个，去壳　铜青五分

上共捣为饼，放碗内，以井花水浸一宿，上用棉纸盖水上，以膈其渣，候水浸上纸，使青钱蘸水洗之。

芦甘石散

治眼赤肿。

上好片芦甘石一两　川黄连五钱，熬汁　大冰片一分　麝香一分

将芦甘石用炭火烧红七次，浸入黄连汁内七次，再研为极细末。用棉纸罗过，加入麝片，再研细，收贮。用灯芯蘸药点之。

治火眼

用老黄瓜一条，切去头，以物剜去子穰，将提过皮硝装入于内，满为度。用线套装悬檐下，待其硝透出瓜外为白霜，取下，收贮。点眼角，妙。

又

用地钱草研水点之，效。

治赤眼

用朴硝放于豆腐上蒸之，候化下水汁，以瓷器盛之，点眼角，效。

又

用桑树叶腊月不落者，采来煎汤洗之。

治暴赤眼，肿痛

黄连　当归尾　赤芍药各一钱

用百沸汤泡，顿少顷，以棉纸隔租①，乘热熏洗，冷则易之，数次而愈。

又

以黄连一钱为末，入鸡子清一个，调匀滤去渣，点之。

黄连膏

治暴赤红肿。

川黄连去毛，四两　龙胆草四两　当归二两

俱洗净，细剉捣碎，用水七碗熬至三碗，滤去渣，又用水三四碗，复将渣再熬至二碗，滤去租，共前汁一处，再用细绢重滤，加小红枣四个于内，又熬一碗，去枣，入白矾飞过五分，共熬成膏，收贮瓷罐内。火眼，凉水化点；风眼，乳汁化点。

又

山栀仁七个　白矾三分

同为粗末，用水一酒杯，将药浸一时，上用棉纸盖之，洗，效。

治眼暴赤，疼痛不可忍者

生姜连皮捣烂，取汁　枯白矾三钱，为末

用姜汁调白矾作膏，眼胞上敷之。将眼紧闭，勿令药入眼内。

---

① 租（zhā 渣）：煎药渣滓。《广韵·麻韵》："租，煎药滓。"下同。

治火眼肿痛

南星　赤小豆

二味等分为末，用生姜自然汁调，贴太阳穴即愈。

治风热肿痛

黄连　大黄　朴硝　黄丹各等分

共为末，以苦参煎汤加蜜少许，调敷眼四角周围，妙。

洗风眼，效

铜绿二钱　黄连　当归　生地黄各五钱

上咀片，水半碗泡药于碗内，重汤煮一炷香，取出露一宿，以绢隔住渣，用手指蘸药洗之。

治眼暴赤肿

用川大黄连去毛，洗净，候润透切片，以净绢包之，用人乳一酒钟将黄连泡在内，入锅中蒸一二时，取起扭去渣。仰卧睡，以净手频蘸，抹眼角，过宿而愈。

又

黄连三分，洗净，切碎，再以明矾一豆许，枣肉裹蒸，以矾化为度。去枣，用人乳浸前药，点之。

治雀目不明，至晚不能视物

石决明　草决明各一两　夜明砂一钱

共为细末，用猪肝一具，去油膜，将刀切片不得离断，以末药洒在内，用线缚之，水煮熟食之。

又

用羊肝一味，如常煮食，数次而愈。

又

用羊肝一具，不要见水，以竹刀切片不可切断，入谷精草末一两，撒肝内，以线缚之，瓦罐内以水煮熟，不时与食之，立效。

鼻

治鼻塞不通

菖蒲　皂角

二味等分，共为细末。每用一钱，以绵包裹，塞鼻中。仰卧少顷，即效。

又

瓜蒂、细辛各等分为末，以绵裹塞鼻中，效。

治鼻渊，流清水

苍耳子_炒　辛夷仁　白芷　南薄荷_{各等分}

共为细末，每服二钱，临睡茶清调服。

治脑漏，鼻流脓涕

枯矾　血余灰

二味等分为末，青鱼胆汁拌末为饼，阴干，研细，吹鼻中。

又

用茄蒂烧存性为末，每用一二分，吹入鼻内。

治鼻内生疮

密陀僧　白芷

等分为细末，蜡烛油调搽。

治鼻中有肉下垂

用冰片少许点之，其肉自消。

治赤鼻，酒齄鼻

硫黄明者　杏仁汤泡，去皮、尖及双仁

上研烂，入轻粉少许或三分，再研匀。临卧时，用唾调敷赤处，七日愈。

又

用山栀子、凌霄花等分为末，每服二钱，食后茶调下，日进二服，半月而愈。

又

以水银二钱，生猪油五钱，一处捣烂，用细夏布包住，至晚间擦之。

耳

治耳中忽然作痛，或红肿内胀

将经霜青箬叶露在外，将朽者烧存性为末，吹入耳中，其痛立止。

又

用枯矾为末，以甘草打细，蘸入。

治耳底肿痛，脓水不绝

轻粉一钱　麝香一分

共为细末，先以绵拭干脓水，后吹入少许。或以桑螵蛸慢火炙一个代轻粉，用七八分重者。

又

用陈皮灯火上烧存性为末，吹入少许，亦效。

又

用生土地黄捣汁，滴入耳中，候其热滚，侧耳倾出，愈。

治耳内极痛

以郁金研细末，每用一字，以净水调，倾入耳内，却急倾出。

治耳中出血

枯白矾研为末，入麝少许，吹入即止。

治耳中脓水不干

用千层石榴花焙干为末，吹入耳中，立愈。

治耳中出血不止

用龙骨研末，吹入耳内，即止。

又

用蒲黄炒黑色，研细末，吹入亦妙。

治耳鸣无昼夜，听如流水之声及痒者

乌头烧存性　石菖蒲

二味等分为末，绵裹塞耳内，二次愈。

治气道壅塞，两耳聋溃

甘遂半寸，绵裹塞两耳中，即以甘草口中嚼之，自然通听，神效。

治耳聋

瓷石如豆大一块　穿山甲烧存性，为末，二分

上以新棉裹塞耳内，口唧生铁一小块，觉耳内如风声，即愈。

治冻耳疮

用生姜自然汁熬成膏，涂之瘥。

又

用黄柏、白蔹各等分为末，清香油调搽。

治耳边生疮

黄丹一钱　松香八分

上研为末，香油调搽。

第十五　口齿门

口齿咽喉乃一身之冲要，稍有不利，为害非轻。善养生者，少食辛热，勿咬刚硬，莫当风频剔，则肿痛不生，口齿获安。若饮食有节，起居有常，能使身中水升火降，则关节通利，咽喉亦无患矣。

口　齿

治口舌生疮

黄连　细辛各等分

上为细末，每用少许敷之。

又

用黄丹、蜂蜜各一两，以瓷罐盛贮，蒸一时，鹅翎扫之。

又

用五倍子大者一二枚，将白矾为末，入五倍子内满，入火内烧白矾，干过，取出为末，敷疮上，噙良久吐涎水，漱之立愈。

黄柏散

治口疮。

用厚黄柏_{去粗皮}，两面以蜜涂，炙透胡黄色，为末。每三钱加冰片一分，共研匀敷之，流涎立愈。为丸噙化更便。

赴宴散

治口疮。

黄连_{一钱，炒}　干姜_{五分}

共为细末，敷之。

又

厚黄柏_{为极细末，一钱}　真青黛_{三分}

共研匀，敷之。

又

用大黄连以蜜炙透，研极细末敷之。加薄荷少许，更妙。

又

以白萝卜捣汁，漱口三四遍，立愈。

又

干姜_{一钱}　细辛_{一钱}　硼砂_{二钱}

共为细末，敷之。

青黛散

治口疮。

青黛_{淘净，二钱}　硼砂_{五分}　冰片_{少许}

共为细末，时时掺上，立效。

又

用好黄丹三钱，巴豆十粒，去壳，同丹炒黑色，去豆用丹，敷之。

治口疮，并口疳及喉痛

粉甘草　白矾

等分为末，敷之。

又

用吴萸为末，醋调搽两脚心。

治牙疼

高良姜　草乌　荆芥穗　郁李根皮　细辛各等分

共为细末。先用水漱口，次将药擦痛处，再噙水漱，久则口麻痛止。

治牙痛，虫

鹤虱二钱　白芷　细辛　甘松各一钱

共为细末，擦痛处。

又

鱼腥草　菜油　花椒

各等分，三味共捣匀，用泥少许，和成丸如豆大。左牙痛塞左耳，右牙痛塞右耳，两边轮换，不可一齐，恐闭耳气。塞一日夜，取看上有细虫，效。

又

用天仙子烧烟，以竹筒抵牙，引烟薰痛处，虫即出。

又

用藜芦为末，纳牙孔中，勿咽汁，神效。

又

风蛀牙痛，用丝瓜烧存性，为末擦之。

又

用茄蒂烧存性，为细末擦之。

治牙痛

独蒜稍多　胡椒　轻粉_{等分}

共捣极烂，用黄豆大一块，放掌后大指下高骨前窝内。左痛放左，右痛放右。以蚬壳之类盖之，以帛系一饭顷，痛止去药。

又

马蜂房一枚，露地椒上者更佳。将川椒去籽，填满各房内，以盐盖上，用火烧存性。再加白芷五分，共研为细末，擦疼处，吐去涎水即愈。

治牙疼

胡桐泪　蟾酥　荜茇　青盐_{各等分}

共为细末，以槐条为牙杖，挑药少许，插牙内，即愈。

又

酱油、陈醋各一酒钟搅匀，水煮数滚，含漱二三次，愈。

又

绿豆十一粒，胡椒七粒，共研碎，用绵裹如黄豆大，咬于疼牙上，立止。如疼不可忍者，先以烧酒漱口，后用此药咬之。

又

白硼砂、牙硝等分为末，每用三分，擦之立效。

又

片脑①、朝脑②、雄黄等分为末。擦痛处，神效。

---

① 片脑：即冰片。

② 朝脑：即樟脑。

治牙根及鼻肿痛

朝脑　雄黄

等分，为细末，擦牙吐出痰涎即愈。

治牙疼久不愈，服药不效者

石膏三钱　大黄二钱　生甘草一钱半　芒硝二钱

水一钟半，煎至八分，温服。利一二次，愈。

固齿散

能固齿，黑发，乌须。

七月间采旱莲草一斤，拣净酒洗，待干切碎，用青盐四两盛沙礶内，盐泥封固，以稻糠煨一昼夜，取出为末，清晨擦牙毕，随咽下，极效。

鼠骨散

固齿如神。

雄鼠骨一副，煅存性　石膏三两，煅一半，生一半　细辛五钱　骨碎补五钱　青盐五钱　白芷五钱

共研为细末，每日清晨擦之。

治齿动摇

以新竹截去一节，留一节，用飞盐一两，川椒去目四十九粒，填入竹中，火煅存性，连竹灰研为末，擦牙三四日，复固。

治牙缝出血成条

人参　麦冬　茯苓各二钱

上咬咀，水一钟，煎至五分，不拘时温服。

治牙泻①，血流不止

用松针捣汁一钟，入麦面少许，搅匀再澄清饮之，愈。

舌

治舌肿硬，或出血如泉

海螵蛸　蒲黄各等分

上为细末，每用少许，涂舌上即愈。

又

用百草霜为末，醋调搽。

又

用槐花炒为末，涂舌上，妙。

治舌忽然胀出

用雄鸡冠刺血，以酒钟盛，浸舌，就咽下，舌即缩。

又

用冬青叶煎浓汁浸之，亦妙。

咽　喉

玄参甘桔汤

治咽喉肿痛。

桔梗三钱　甘草　薄荷　玄参　防风　荆芥各一钱

上㕮咀，水二钟，煎至一钟，食后温服。

又

用白矾、朴硝二味等分为末，吹入亦效。

---

① 牙泻：病名。又名牙龈流血，症见齿龈肿痛、出血。

又

用雄黄、朱砂、白硼砂各二钱

上用红枣数枚，去核入前三味在内，炭火煨炙褐黄色，去枣入冰片二分，共研细末，吹咽喉患处。

治咽喉肿痛，或齿疼，口舌生疮，诸效

黄连　当归　生地黄各一钱　升麻二钱　牡丹皮一钱半　石膏二钱

上咬咀，水二钟煎至一钟，食后温服。

治喉痹

冰片三分　灯心一钱，烧存性　黄柏五分，烧存性　白矾七分，火煅

上为细末，每用二三分，吹入喉中。

神效吹喉散

治咽喉闭塞，肿痛，单娥、双娥，诸效。

真山豆根为末，一钱　黄连为末，一钱　胆矾八分　硼砂五分　牙硝五分　青黛六分

共为极细末，每用二分，以苇筒吹入喉中，开口流涎。

治喉闭

用鸭嘴胆矾细研，醋调灌，神效。

又

用土牛膝根捣自然汁，加醋少许，吹之。

又

壁钱一个，入蚕蛾茧内，火烧存性。加枯矾并鸡肫胵裹面黄皮，焙干，同为末，吹之立愈。

又

用土牛膝，一名鼓槌草，捣汁灌入，吐痰即消。如肿痛不能入者，令患人仰卧灌入鼻中，见效。再以生韭菜捣烂，敷喉项下，妙。

又

用滑石为末，蜜丸如弹子大，噙化亦可。

治缠喉风闭，并单双蛾

用鲜牛膝根一撮，艾叶七片，捣烂入人乳汁半酒钟，和之，再捣取汁，令病者仰卧将汁灌入鼻内，须臾痰涎即从口鼻中出，愈。

又

用肥皂角一条，去子，细剉。以清水一大盏，浸研绞取汁半盏。入生麻油一匙，搅匀，以鹅毛蘸汁，频搅喉中，吐涎为度。然后用散风毒药治之。

治乳蛾

猪牙皂角_{盐炒黄色}　枯矾　乌龙尾_{即倒挂烟尘}

上各等分，为细末，以苇筒吹入患处。

牙 疳①

治牙疳症，亦治鼻疳

人中白_{系久溺尿壶中白垢，火煅，一钱五分}　毛褐_{烧灰，一钱}

枯矾_{一钱}

共为细末，湿者干搽，干者先以油润之，搽药。

---

① 牙疳：病名。指牙龈红肿，溃烂疼痛，流腐臭脓血等症。

又

旧发网巾_{烧灰，三分}　轻粉_{五分}　粉心_{煅，五分}　褐子_{烧灰，}
_{三分}

共为细末，用甘草、细茶煎水沈之，敷药。

又

口鼻生疳，蚀烂欲死，用蓝靛敷之令遍，日十度，夜
四度，立痊。

骨　哽[①]

神仙钩骨丹

治诸骨哽。

朱砂_{一钱}　丁香_{一钱}　血竭_{五钱}　瓷石_{五钱}　龙骨_{五钱}

上为细末，用黄蜡二钱为丸，朱砂为衣。每服一丸，香
油和好醋调匀，吞下后用浓茶任服，其骨随药自下，或吐出。

又

用韭白晒菱柔，用细绳缚一束，微嚼吞倒哽处，引之
随吐出。

又

用硼砂一块含化，食顷即愈。

又

用威灵仙捣烂，以滚水浸之，顿饭去渣，徐徐咽
之，妙。

治鱼刺哽喉

择净鱼肉满口，咽下，立愈。

---

① 哽：通"鲠"。《礼记·内则》："食之鲠入，不可出。"

又

用新汲水一盏，默以左目视于水，手书龙字于水内，服之不过二盏，即下。小儿遇哽，大人如法作与服。

又

左手掐三山诀①，架水一碗；右手掐剑诀②，指碗内。呪云：此碗化为东洋大海，喉咙化作万丈深坑，此物喉中或骨，或刺，随物呼之化为九龙入洞，吾奉九天玄女，急急如律令勅。右手剑诀，向水面上暗写九天玄女、川凤龙水字，将水吃下，骨刺即化。如吞竹木箸之类，将竹木箸等物，寸寸断浮水碗上，呪饮同前。

食忌：椒，蒜，姜，炙煿，芥米，辛辣之味。

---

① 三山诀：道家的一种练功方法，即左手拇指、食指、小指伸直，呈三指金鼎立势，中指和无名指自然屈于手心。

② 剑诀：道家的一种练功方法，即食指与中指伸直，其他手指屈于手心，像做二的手势，只不过两伸直的手指并拢。

卷之三

第十六　诸痛门

诸痛者，有筋骨肌肉走注并一身尽痛，皆风湿气痰为害。宜消风除湿，行气豁痰为主。其头痛、头风，以发散为主。心痛即胃脘痛，或有旧疾，有客寒，有积痰，以开郁化痰为主。其腹痛，腰胁痛者，宜散寒除湿为要。

头　痛

川芎散

治偏正头痛。

川芎_{二两，炒}　香附米_{酒炒，四两}

上为末，每服二钱，食后茶清调下，常服除根。

千菊花散

治头痛。

石膏_煅　川芎_炒　甘菊花_{各三钱，去蒂}

共为细末，每服二钱，不拘时茶清调下。

黑豆枕

治偏正头痛。

用黑豆一升炒熟，以布包之，枕痛处即止。未愈，再炒再枕之。

灌鼻法

治偏正头痛，不拘远年近日，皆效。

用莱菔捣取汁一蚬壳，令患者仰卧。如左痛注右鼻，如右痛注左鼻，左右皆痛，两鼻皆注之。

鼻汲散

治偏头痛，绝妙。

荜茇不拘多少，为细末，令患者口含凉水，如左痛令左鼻吸药一字，右痛令右鼻吸药一字，良久，吐水愈。

芎茶散

治头痛。

细茶二钱　川芎一钱五分，炒

水一钟，煎至五分，食后热服。

又

用白僵蚕炒去丝，为末。每服二钱，白滚水调下。

熨　法

治偏正头痛，年久不愈者，甚效。

天热晴明日，将患人头发分开，用麝香五厘，皂角面一钱，和匀，以薄纸包放痛处。再将盐炒热，布包放于皂麝包上熨之。冷再易之，如此数次即愈，永再不发。

心　痛

乌梅丸

治心痛如神。

杏仁十个，去尖　乌梅去核，七个　大枣八个，去核

共捣极烂，为丸如梧桐子大。每服七丸，盐酒送下。

矾麝散

治心疼。

白矾　雄黄各一钱　麝香少许

上为细末，每服一匕①，酒调服之，即止。

点眼散

治心痛甚效，如刺绞肠痛不可忍者。

雄黄　皮硝各等分

共研为细末，每用些须点患人眼角，其痛立止。

灵脂膏

治心腹刺痛，服诸药不效者。

蒲黄炒　五灵脂去砂石

上为细末，以醋熬成膏。每服二匙，食前白滚水调服。一单用五灵脂为末，每服一钱，好酒调服。

越鞠汤

治心痛初觉。

苍术炒　川芎　山栀子炒黑　香附醋炒　神曲炒，各等分

姜二片，水一钟半，煎至七分，食远温服。

草果仁散

治心脾痛。

草果仁　玄胡索　五灵脂醋炒　乳香　没药各等分

共为细末，每服三钱，不拘时，温酒调服。

玄胡索散

治急心痛。

五灵脂醋炒　玄胡索各二钱　高良姜一钱

① 匕：古代一种取食器具，长柄浅斗，形状像汤勺。

上为细末，每服三钱，姜汤入盐少许调服。凡暴起者属寒，久发者属热，亦有属虫者，各随症消息选用。

山栀汤

治心痛不可忍，痛极有火，脉洪大者。

山栀子_炒　小川芎_{各三钱}

水一钟半，煎至七分，入姜汁一大匙，服之即止。

香附散

治心痛。

高良姜_炒　香附_{醋炒，各等分}

俱为细末，每服二钱，热酒调服。

雄黄丹

治心痛，发时则吐清水，不食。

用明雄黄研细，不拘多少，以好醋熬成膏，捣蒸饼为丸如梧桐子大。每服七丸，不拘时，姜汤下。

又

治心痛将危。

烧酒入蜜少许，加研细百草霜一钱，调匀服立愈。

又

用鸽粪一二钱，铜器炒得黑烟为度，出火毒，研为末。每服三分不可多少，盐汤送下。

又

用杉水皮烧灰存性，研为细末，每二钱，温酒调服。不饮酒者，滚白水亦可。

又

用生姜捣自然汁，点大眼角，男左女右。

又

用白矾一钱为末，热酒化下，愈。

又

用小燕子屎，不拘多少，炒亦色为末，罗过。每服大人半分，小儿三厘，以烧酒调下。

治暴心痛

以无名指屈之，于中节上，用麦粒大艾炷灸三五壮即止，男左女右。

腹 痛

治虫攻胃作痛，俗呼虫食心痛

食榧子仁数斤，其虫尽下而愈。

又

用使君子仁炒熟，如常食之，至一二十斤，虫尽下而愈。上半月虫头向上可食，下半月虫头回下不必服。

又

用苦楝树根白皮熬水，如常服之效。或以二三斤去粗皮切碎，水一斗熬至三升，滤去渣，再用炒锅慢火熬成膏，收贮。上半月五更初，温酒调下一匙，以虫下尽为度。

十枣汤

治胃脘痛。

栀子炒，二钱　山楂伤食用二钱　陈皮一钱　大枣十枚　香附米米泔水浸炒，五分　人参五分，气实者不用

水一钟半，煎至七分，温服。

发灰散

治急肚痛。

用本患人头发烧灰研末一钱，不拘时，酒调下，随即以白芥子研末少许，水调成膏，封脐中，汗出而愈。

治绞肠痧，痛不可忍

用盐一两，滚汤调灌入病人口中，盐气到肠，其痛即止。又以荞面炒焦色，每服二钱，滚白水调下。

又

治绞肠痧，腹痛。

艾叶焙干揉穰，厚铺脐上，外用一棉絮作圈子，将食盐炒白色，以布包之，安在艾上，用碗合在上面盖着，勿令泄气，热气入腹立愈。

黄芩芍药汤

治腹痛属热。

黄芩二钱　白芍三钱　生甘草一钱

姜三片，水一钟半，煎至八分，食后温服。

理中汤

治腹痛属寒者。

白术炒　茯苓去皮，各一钱五分　干姜煨，一钱

水一钟半，煎七分，温服。

承气汤

治腹痛手不可按，烦躁胀满。

大黄三钱　厚朴炒，二钱　枳实麸炒，二钱

水二钟，煎至八分，温服。

官桂芍药汤

治腹痛。

白芍五钱，炒　官桂二钱　甘草一钱五分

水二钟，煎至八分，温服。若自知是寒者，桂加一钱，白芍减去三钱，甘草减去五分。

按前症，暴痛时作时止者，火也，宜用黄芩芍药汤。少腹疼，绵绵不止者，寒也，宜用理中汤。腹痛，手不可按者，积也，宜用调胃承气汤。其腹疼欲吐不吐、欲行不行，名为干霍乱，另有治法。

腰　痛

肉桂玄胡散

治挫闪腰痛，不拘男妇，皆效。

玄胡索炒　当归酒洗　肉桂　小茴香炒　杜仲去粗皮，盐酒炒去丝，各等分

上为细末，每服三钱，食前温酒调下。

煨肾散

治肾虚腰痛。

杜仲去粗皮，盐酒炒去丝　小茴香盐酒炒　破故纸酒浸，炒，各等分

上为细末，每服用二钱，以猪腰一个，劈开勿断，去筋膜，入药末于内，以湿纸包数重，慢火煨熟，空心用温酒送下。

二香酒

治腰痛不能直起。

大茴香、小茴香各三钱，入锅内，同炒黄色，用无灰

酒二钟，煎至一钟，去渣热服。再以热酒随量饮之，则用被厚盖，取汗立愈。加杜仲更妙。

煨肾散

治肾虚受寒腰痛。

大茴香七个　胡椒七粒　青盐少许

共为细末，用猪腰一个，切开不可断，将药入其内，以湿纸包数重，入灰火内煨熟，以好酒送，空心服。

橘核散

治腰痛。

橘核炒　杜仲去粗皮，酒炒断丝，等分

上为细末，每服二钱，食前热酒入盐少许调下。

当归散

治腰胁痛，不能转侧。

官桂一钱　当归酒洗　玄胡索炒，各二钱

上为细末，每服一钱，食前好酒调下。

又

破故纸炒，二钱　核桃仁一钱

共为细末，茶酒任调服。

一方单用故纸为末，酒调服。

又

用糯米一二升炒熟，以搭膊装之，拴腰上痛处，再用大茴香二钱研末，食前盐汤调服。

治小肠气痛

香附米盐水炒　大茴香盐水炒　小茴香盐水炒，各等分

共为细末，每服三钱，空心热酒调下。

又

用小茴香一斤，外用老生姜二斤取自然汁浸茴香一夜，以浸干姜汁为度。再入青盐二两，拌匀，将茴香炒干，研为细末，无灰酒打糊为丸如梧桐子大。每日空心服三五十丸，酒送下或米汤亦可，屡效。

又

用荔枝核不拘多少，烧存性为末。每服二三钱，空心烧酒送下。如疝气痛、小便难者，用鸡子黄热酒调匀服之，不过三服而愈。

橘核散

治睾子肿大如升。

用橘核仁二两炒黄香，用无灰酒煎，热服立效。

又

以马鞭草捣烂涂之，即消。

治腿痛

苍术不拘多少，用米泔水泡，竹刀刮去皮毛，切片晒干，先以童便浸一宿，日晒。再以人乳浸一宿，日晒。再用黄酒浸一宿，晒干为末，每用一钱　五倍子炒为末　桑螵蛸火炙脆为末，各一钱　羌活为末，五分

共和，以黄酒调，空心服。有量者饮酒尽醉，厚盖痛处，得汗即愈。

食忌：头痛，勿食动风生痰之物。心腹痛，禁生冷、油面、炙煿。腰腹痛，忌发风生湿之类。

第十七　五疸门

五疸者，黄汗疸、黄疸、谷疸、酒疸、女劳疸是也。

五淋者，气、石、血、膏、劳也。疸主脾胃，淋主心肾，经分虽殊，同一湿热耳。治疸以健脾胃为主，兼利水燥湿。治淋则清心肾，开郁结，兼以分利，乃其法也。若专温补而反生湿热，为害多矣。

五　疸

丝瓜灰散

治五疸诸效。

以丝瓜连子，烧灰存性，为末。每服二钱。随引下，酒伤者酒下，面伤者面汤下。

治黄疸

用万年青捣汁和酒服之，每次饮三四钟，屡效。大便不实者，不可服。

又

用柞树皮烧存性为末，每以二匙，食远米汤下。

又

用木鳖子以醋磨，旋呷下，酒疸甚效。

黑疸者多死，宜速治之。

用瓜蒌根一斤，捣烂绞取汁六合，顿服。随有黄水从小便中下，如未再服。

皂矾丸

治黄病。

用小麦淘净一升，皂矾八两，同麦炒黄色，共为末，黑枣肉八两，共捣匀，加米醋，打糊为丸如梧桐子大。每服八九十丸，食远姜汤送下。

又

用黑牛粪日晒干为末，面糊为丸如梧桐子大。每服七十丸，食前白汤送下。

水 肿

治水肿满身，面如浮水

以甘遂一钱为末，猪腰一枚切为七片，将甘遂末匀洒于内外，以纸裹湿之，火煨熟，一一食之，食至五片，觉腹鸣小便自利。

又

用马兰头草一虎口，黑豆、小麦各一撮，水、酒各一钟，煎至一钟，食前温服，以利小便，四五日愈。

又

用紫花商陆，捣烂贴脐上，以绢帛束之，利小便愈。

治水肿，气胀

黑牵牛二两，微炒为粗末，以黑牛尿浸一宿，次早入葱白一握，煎十余沸，去渣，分作二服，空心服之。水从小便出，愈。

又

用红芽大戟，烧存性，为末。每服一钱，空心好酒下。

五 淋

治白沙淋

用锦纹大黄为细末，每服六分。用鸡蛋一个打破顶，入药于内，以银簪搅匀，蒸熟，空心细嚼食之。重者三服愈。

又

用车前草捣烂取汁半碗，入蜜一两，悬井中一宿，五更取起，温服，效。若白淋，去蜜加砂糖一两，照前法服。

又

用九肋鳖甲，烧存性。每服二钱，黄酒调服。

治五淋诸效

生地黄　木通　甘草

三味等分，每服三钱，水一钟，竹叶五片，煎至六分，空心温服。

治浊淋诸效

石膏　白果　生甘草　侧柏叶

各等分，上为细末。每服二钱，空心黄酒调服。

又

用淡竹叶熬水，贮缸内，患者坐泡至脐，渐加添热汤，频洗数次愈。

小便闭

治小便不通及诸淋浊症，茎中痛欲死者

用牛膝不拘多少，浓煎汁去渣，入麝少许，搅匀，空心服。如无麝，加酒一钟亦可。

又

用癞葡萄①捣烂，水煎，热服即通。

---

① 癞葡萄：苦瓜俗名。

又

用生白矾末纳脐中，以无根水滴入即通。

治小便不通

栀子仁三枚　人蒜独颗者，一枚　盐花少许

共捣烂，摊纸上，贴脐，良久即通。未通，再涂阴囊上即通。

又

用大田螺不拘多少以净水养器中，待螺吐出泥沫，将螺放去，以水澄清，去其水，以澄底下浓泥入腻粉五分，盐一匙，调匀涂脐上即通。加麝少许，更妙。

又

用车前草洗净、捣烂，入新汲井水半盏，滤汁一盏，加蜜少许，空心顿服。

又

用五苓散一剂，加盐少许，黄酒煎，食前服。

又

用猪尿胞一个，底取一小孔，纳鹅翎筒于内，用线紧扎住筒口，以蜡塞住筒口，却于胞上口吹气约七分，扎住勿令走气，以手将底口捻住，去了塞口蜡，将筒口对小便头马口，以手捻其气，透入马口里，自然小便通，大有神效。

又

用大麦楷陈者，煎浓汁，不拘时，温服。

又

用灯草同车前草煎汤，温服。

又

用盐半斤炒，布裹，乘热熨小腹，妙。

按前症有气结、有痰塞者，皆宜吐法，以提其气，气通则小便自出。气虚者，用四君子汤加升麻、黄芪探吐。血虚者，四物汤加木通探吐。壮人，用二陈汤加木香探吐而愈。

食忌：椒、蒜、炙煿、生冷、油腻、荤腥、面、面筋、酒、醋、辛热之类。

第十八 疝气门

疝气乃风寒、劳碌、气怒、痰饮、湿热而成，治之宜通不宜塞。大抵以泄肝气为主，不可拘泥辛热之剂，有助火动风之患。其脚气之病，乃辛苦之人劳汗未定而偶入冷水，凝聚湿热所致。偏坠亦然，治宜消散湿热、分利阴阳为当。

诸疝、偏坠

川楝子散

治疝气偏坠，不拘远年近日诸效。

大茴香五钱，炒　小茴香五钱，炒　木香三钱　青盐一钱半
破故纸一两，盐酒炒　川楝子肉二两

共为末，每服一钱，食前温酒调下。

石硫丹

治疝气上冲如物，筑塞心脏，手足冷，欲死者。

陈皮　荔枝核炒黄　硫黄溶化后投水中数次，去火毒，各等分

为细末，饭丸如梧桐子大。每服十五丸，不拘时，温酒送下，其痛立止。

又

用山楂一味，煎汤时时饮之，连三日愈。

又

用炒盐或茴香二包，不住手，更换热熨之。

治疝气冲心，危急者

用玄胡索盐炒、全蝎去毒各等分，为末。每服五分，空心盐酒调下。

又

用地肤子炒香为末，每服一钱，空心酒调下。

又

用五月五日采穀①树叶阴干为末。每服一二匙，空心温酒送下。

治偏坠，疝气

用白附子一枚为末，津唾调填脐中上，用艾丸灸三五壮，即愈。

治偏坠，大小子痛不可忍

用芙蓉叶、黄柏各三钱，共为末，用木鳖子肉一个磨，醋调如膏敷肾囊上，其痛即止。

又

用青皮、荔枝核、茴香等分，炒，为细末，酒调二

---

① 穀：原作"穀（谷）"，形近而误，故改。穀，木名，又称"楮"，即构树也。

钱，日三服。

治阴核肿大如升，作疼者

用马鞭草捣烂敷于患处，效。

橘核酒

治阴核肿大如升。

橘核仁二两，炒黄色，入无灰好酒三碗煎至一碗，去渣，温服。以厚衣盖之，取汗愈。二服立消。

脚　气

七条汤

治脚气肿。

桃柳槐榆椿楝楮，七味将来一处煮，更加荆芥与防风，洗罢恰如风送雨。

又

用无名异为末，化牛皮胶调匀，贴痛处，效。

治脚气入腹，胀闷喘急

吴茱萸汤泡　木瓜去穰，切片

二味等分为末，酒糊为丸如梧桐子大。每服五十丸至百丸，空心或酒下，米汤下，或以木瓜蒸烂，研成膏为丸更妙。

又

用威灵仙为末，每服二钱，酒调，食前服。痛减一分，药亦减一分。

治脚指叉中烂

用荆芥叶捣烂敷之。如生鸡眼作痛，以宰鸡汤洗，妙。

又

以干茶叶嚼细，敷之。白矾末敷之亦妙。

又

用鹅掌黄皮，烧存性，为末敷之。如水出，用枯矾、黄丹入花蕊石粉搽之。

食忌：椒、蒜、荤腥、炙煿、甜瓜、瓠子、茨菇、生冷、油腻、甘甜动湿之物。

第十九　颐养门

夫老年之人自当颐养，所事勿得恃其壮健，当得自惜。故老者宜安之，不可以筋骨为礼或广筵专席，宜戒勉强支陪。须静坐养神，起居适时，清心绝欲，饮食宜节。大寒酷暑之时，谨加调护。避寒凉而饮温暖，食细软易消化之物而有益，远生硬，恐停滞以伤脾。食须频频慢餐，不可过饱，慌忙大咽，恐被所伤。四时宜制顺气健脾补药以和胃，切莫寻幽远望而早起，莫同少壮尽欢而晚归，惟适兴而止，此皆养生之道也。为人者至半百之后能持此戒，虽不用后方，庶乎可保安康矣。

颐　养

治年高形衰，膈闷，痰喘，气急，咳嗽，塞痞，胀满

白芥子炒，主气喘咳嗽　　紫苏子炒，主消痰下气　　莱菔子炒，主痞塞消胀

视其何症则以所主者为君，余二味佐之。每剂不过三钱，用绢包之煮汤，随意日用。如冬寒，加姜一片。

接命膏

治年高人气血不足，脾胃虚弱，饮食少进。

每日空心，以人乳二杯，入好酒少许，顿温服之，妙。

治年高人胃气虚弱，心火炽盛，水不能上升，火不能下降，延年益寿，妙不可述

松脂明净者一斤，砂锅内酒一碗，水二碗，文武火煮三寸香①时，倾入冷水内待凝，再煮。如此七次，为末　柏子仁去壳　甘菊花去蒂　白茯苓去皮，各五两

共为细末，炼蜜为丸如梧桐子大。每服七十丸，空心临睡各一服，或盐汤下，酒亦可。

治年高脾胃虚弱，饮食不化，或作泄泻

广陈皮去白　白茯苓去皮，各一两　麦芽炒，五钱　莲肉去心，一两五钱　白术土炒，去土，三两

上为细末，入白糖霜二两拌匀，入瓷器内收贮。每服三匙，白滚水调，空心食远任服。

治年高脾胃不实，时常作泻

白茯苓去皮，一两　苍术米泔水浸，炒，五钱　白术土炒，一两

上为细末，米糊为丸，梧桐子大。每服八十丸，米汤送下，不拘时服。

治年高脾胃虚弱，饥饱不时

陈皮二两　陈仓米半升，土炒热，去土

上为细末，姜汁糊为丸如梧桐子大。每服五十丸，食

---

① 三寸香：时间概念，即燃三寸香的时间。

远米汤送下。

治年高心肾衰弱，虚火妄动，滋阴固本之剂

生地黄酒浸一日　熟地黄酒浸，各八两　天冬去心，姜汁浸二日　麦冬去心，米泔水浸二日，各四两

共四味，以磨磨如泥，用杏仁汤调开滤去渣，澄清取药粉晒干，或重汤煮干为末。加人参末四两和匀，炼蜜为丸如梧桐子大。每服七十丸，空心温酒或米汤下。

治年高气虚，小便闭塞不通

黄芪　陈皮　甘草各等分

上呹咀，每服三钱，水一钟煎至六分，食前温服即通。

又有夜多小便者，用食糯米糕或为饼为丸子煮，连汤食之。

又有遗尿者，用蔷薇花根为末，酒调方寸匕①服效。

治年高泄泻

干糕一两　生姜三钱

上将姜捣烂入糕内，以沸汤泡化食之。

治年高肾虚脾泄

破故纸炒，四钱　木香五钱　肉豆蔻面包煨熟，去面，二两

上为细末，以大枣四十九枚煮熟，去皮核捣烂，和末捣匀，为丸如梧桐子大。每服八十丸，米汤或白滚水不拘时服，或空心服。

治年高人大肠秘涩，此药消风顺气

枳壳去穰，面炒　防风去芦，各一两　甘草五钱

---

① 方寸匕：古量具名。李时珍释谓："方寸匕者，作匕正方一寸，抄散，取不落为度。"

上为细末，每以二钱，食前沸汤点服。

又

用不蛀皂角于净桶内烧烟熏下部，即通。

又

以独蒜火煨熟，去皮，以绵裹之，纳谷道中，自通。

治老人血少火多，肠胃干燥，大便秘结，几日不行，甚至七八日难下，色如猪粪，小如羊屎，虽无大害，或胀出大肠，脱肛，宜此润之。

桃仁_{去皮、尖}　火麻仁　当归_{酒洗}　生地黄_{酒洗}　枳壳_{去穰，麸炒}

各等分，上为细末，炼蜜为丸如梧桐子大。每服五十丸，不拘时，清米饮送下。

治年高大便秘涩

用绵黄芪、陈皮等分为末。每服三钱，用火麻仁一合，研烂，投水取浆一盏，滤去渣，于银器内煎，候有乳起即入白蜜二匙，再煎一沸，取起调前末，食前服之。甚者不过二服，不冷①不燥，其效如神。

又

用火麻仁、紫苏子二味研烂，加水取汁，煮粥食之，妙。

治食糯米、面食所伤难化者

用神曲_炒研为末，每服三钱，酒调服或米汤亦可。如食肉太多难消化，用山楂一两，水二钟煎至一钟，温服，

---

① 冷：原脱，据《世医得效方·黄芪汤》补。

后服山楂。如多食生冷伤脾，用砂仁煎汤，常服。

治年高食用煎燥之物，以致大肠秘结。用此等味品不须服药矣，此系寿域、事亲、养生、本草等书参考，历试可用，故录之。

熟萝卜用肉汁煮更妙　豆腐花即未成朵者　芝麻腐　煮菜汤青、白、菠、苋、甜等菜，余不可用　人乳　牛羊乳　熟蜜汤　蜜饯蜜食　酥油酪　血脏汤羊血更好　清油馓子　芋苗多则恋膈胡桃肉去皮蘸蜜食之，夏至后勿食，泄气之故　粳米粉粥　山药绿豆粉与肉汁为腻　烂肥肉

上诸味皆可用，常饮食间不可缺三四味下口，方免燥结之患。燥则多加，润宜减少。

治年高身虚下寒及大便不实者，宜戒茶以后诸汤代之

百沸汤四时俱宜，服惯甚妙

不老汤用乌梅、甘草、盐拌

梅酱汤

姜橘汤用生姜、橘皮，治胸满饮食不下

枣子汤

白米汤

姜砂汤用砂仁数枚炒生姜，同捣碎，消痰下气

炒米汤用陈米炒黄泡之，白粳米尤佳

凉杞汤用春摘枸杞嫩叶蒸熟，晒干泡之

甘菊汤摘菊花共叶晒干，泡之

上诸品皆可用者，必择好清井水，无脚①，味淡，斤

---

① 脚：沉淀物。

两重者可用。每从五更汲者尤佳，若得名山泉水更妙。水谷二味，人间养生之物，紧要者不可不精。虽他异品珍馐，目前方丈①亦无益于我也。

一先儒用白术、麦冬各一钱，五味十粒，甘草一分，水三碗，煎至二碗，日常代茶，甚妙。或去术，加人参亦可。

治年高眼目昏花，流泪

用乌鸡胆汁，每日早晨点之，妙。

补　益

菖蒲酒

通血脉，调荣卫，聪耳明目，黑发生齿，延年益寿。

五月五日、六月六日、七月七日，取菖蒲捣烂绞清汁五斗，糯米淘洗净蒸熟入细面曲五斤，拌匀，下缸内，盖三七日，酒熟榨清，以新坛封固，每次温服三五杯，极妙。

牛胆豆

黑发乌须。

十月上巳日，采肥大槐角，不拘多少，取子洗净，用小盆二个盛，叩埋于背阴地内三尺深，待腊月八日取出。多寻真黑牛胆，将槐子装入胆内，扎口吊在冲风无日处，至清明日取出，用瓷罐收贮，每日清晨服三粒，滚白水送下。忌烧酒、白萝卜。

又

老鹳嘴一名王不留行　何首乌赤白各半，以木槌槌碎　旱莲草

---

①　方丈：指方丈之食，极言饭馔之丰盛。

各八两

上三味以布袋盛之，外好明雄黄六两另包入袋内，用河、井水各十二碗，黑豆六官升，将药袋埋豆中间，砂锅内煮，以汁干为度，去药不用，将豆用蜜八两拌匀收贮，不时食之，不可断绝，可保久黑。雄黄取出仍做另用。

种 子

延寿种子万灵至宝仙方

此酒治男子五劳七伤，诸虚百损，遗精白浊，肾寒精滑，阳痿不举，心虚遗溺。亦治妇人赤白带下，月候不调，肚冷脐痛。未孕者即孕。服此生精血，益肾水，助阳，种子，身体强健。久服大有功效。

淫羊藿去边，酒浸洗净，十两　仙茅糯米泔浸一宿，洗净四两　明雄黄二两，打碎　当归酒洗净，八两　列当酒浸，洗去鳞，四两。如无，以肉苁蓉代　知母去毛，二两　川黄柏去粗皮，二两

上咬咀，用无灰酒十五斤装入坛内入药封固，如法以桑柴火悬胎煮三个时，取出埋地去火毒，七日取出，将药捞起晒干为末，稻米面打糊为丸如梧桐子大。每服七八十丸，空心将药酒送下，以干枣、栗压之。忌房事半年，或三四个月亦可。一泄精则成胎，屡试屡验。

驻 颜

驻颜酒

养心血，止怔忡，健忘，悦颜色，黑发黑须，久服面如童颜，甚效。

每用烧酒十斤，以龙眼肉四两浸酒内，封固三个月，

取开酒如金色。早晚随意饮之，甚有补益。

延龄酒

枸杞_{八两}　龙眼肉_{四两}　当归_{二两}　白术_{土炒，一两}　大黑豆_{炒，半升}

以上五味用绢袋装之，用无灰酒三十斤，将药浸于酒内，以泥封固坛口，浸之三个月，取开早晚听饮。

第二十　妇人门

盖妇人之为病，由于忧思气郁而成。若夫经候不调，皆因心事不足而终日忧思，以致心血虚耗不能生土，是以脾不磨，而食亦少，故《内经》曰"二阳之病发心脾"者此也。因于食少而肺金失其所养，故气滞不行，则无以滋肾。月经全藉肾水施化，肾水既乏，则经血日涸，或先，或后，淋沥无时，或闭塞不通，甚则为血瘕老瘵之症。调经宜开郁行气，产后必去恶，补养。胎前产后，病情种种，察其虚实，宜参详而施治。

调　经

香附丸

治妇人月经不调，诸般疾病。

香附子_{去毛，净一斤。盐水、童便、酒、醋四制，各四两，炒干，净秤一斤}

上共为细末，醋打糊为丸如梧桐子大。每服六七十丸，空心淡醋汤送下，或白滚水下亦可。或加艾叶四两，或加当归四两，俱有大功效。

治月经逆行，血从口鼻中出者

用上好金墨水磨浓一小盏，服之，其血立止。再以当归尾、红花各三钱，水一钟半，煎至八分，空心温服，经则下行矣。

崩　漏

莲房散

治崩漏。

用干莲房烧存性为末，每服二钱，空心温酒调下。

又

用荆芥穗烧存性为末，每服二钱，空心米汤调下。

又

用槐花炒百草霜共为末，每服二钱，空心温酒调下。

又

用陈棕旧丝线、莲房俱烧存性，各等分为末，每服二钱，空心温酒调下。

又

用蒲黄炒黑，去火毒、防风等分为末，每服三钱，空心温酒调下。

棕榈散

治崩漏。

棕榈烧灰存性　猫儿眼花、白、红三样者各一半，焙干。以上各等分　千针草即刺角菜，焙干，少许　百草霜少许

共研为细末，分作三服。每服临时入珍珠末三分，黄

酒送下。如年久用艾根并槐、练①、枸杞诸根，共熬沸汤，以盆盛之，坐薰数次愈，神效。

白　带

益母草散

治白带。

益母草开花时采，阴干为末，每服二钱，空心酒调服。

又

用白莲房炒为末，加麝香少许，空心白滚烫下。

又

荞麦面不拘多少，以鸡子清和为丸如绿豆大，每服五十丸，空心白滚水送下。

椒米丸

治白淫。

糙糯米、花椒等分，炒，研为末，好醋打糊为丸如梧桐子大。每服四十丸，食前醋汤下。

又

用狗头骨烧灰存性，研为末，每服二钱，食前白汤下。

治带下有虫，并阴内痒

苦参　蛇床子　花椒　五倍子　苍术各等分　黄连加倍

上粗切熬水烫洗。痒甚者，以此水煮猪肝纳户内，片时取出，其虫尽入肝上。如此数次，愈。

---

① 练：同"楝"，即苦楝。

治白带

寒水石火煅红，醋淬三次　糯米粉各一两　胡椒三钱

共为末，丸如弹子大，桑柴火烧存性。每服一丸，研细，空心热黄酒调下。

胎　前

治妊娠遗尿及不知者

白芍药　白薇

二味等分为末，酒调方寸匕，日三服而愈。

治妊娠小便闭

用八物汤煎服，探吐，其气正即愈。或胞被胎压之，故宜将孕妇倒竖起，胎自运，溺自出矣。

治胎动不安，或误失坠者

用艾叶、砂仁、紫苏、葱，以酒同煎，不拘时服。

又

用砂仁为末，每服二钱，水、酒煎服。

又

用川芎、当归、紫苏各等分，上咬咀，水一钟半，煎至一钟，不拘时温服。

治妊娠或二三个月坠堕者

杜仲去粗皮，糯米汤浸透，炒去丝，八两　川续断酒浸，焙干，二两

共为末，以山药五两为面，打糊为丸如梧桐子大。每服五十丸，空心米汤下。

催　生

催生丹

透明乳香　母丁香各一钱，研为细末　麝香一钱，另研　腊月兔脑一个，去膜，研如泥烂

共和前三味末再研匀，丸如龙眼核大，阴干，瓷瓶收贮，封固勿泄气。临产时服一丸，温水送下，立产。其药男左女右手握出。

难　产

治难产

用铁秤砣烧红，入黄酒内泡，淬之，乘温服，即下。

又

用鱼胶烧七寸，存性为末，温酒调服，即下。

又

枳壳　甘草各三钱　滑石二钱

上呰咀，水一钟半，煎至七分，温服。

又

用石燕①二枚与产妇左右手各拿一枚，即下。

又

有寻左脚旧草鞋底烧存性，三钱，水调下。

又

用大蓖麻子二十七粒，去壳捣烂，涂产妇两脚心，即下，下即洗之。

---

①　石燕：又名燕子石。为古生代中华弓石燕及其近缘动物的化石。

又

历日壳上有印处，上书本县知县催生，或本县城隍催生，于灶门上烧之，即生。或以朱砂书本县知县名于历日印上，书时须闭气存神，一气书之，将气吹于贴子上，烧灰，入酒中服之，即产。

治横生倒产

如手足先下者，用小花针刺手足心一二针，以食盐擦之，即转回顺生。或书父母小名于足上，亦效。

又

用菟丝子、车前子等分为末，每服二钱，酒调服。

产　后

治胎衣不下

用干荷叶剉碎，浓煎汁温服。

又

用朴硝二钱，童便调，热服之，立下。亦能下死胎。

又

用贝母七粒，捣烂成膏，酒调服，即下。

双参汤

临产下服之，后无他症。

人参　丹参　益母草　当归各三钱　川芎五钱

水二钟，煎至八分，临服加童便一酒钟热服。

又

当归八钱　川芎四钱　益母草二钱　桃仁去皮、尖，十四个打碎，炒黑　姜五分虚者加人参二钱，上哎咀，水一钟，酒一钟，煎至八分，热服。

治产后血晕，昏迷不醒人事

五灵脂拣净者，一半生用，一半用醋炒，共为末。每服二钱，温酒调下。

又

用韭菜切碎入酒壶中，将滚醋倾入壶内，盖之，以壶嘴口对鼻孔薰之。或产房中用旧漆器烧，薰之，妙。

又

以半夏为末，水丸豆大，塞鼻中即醒。

治产后血往上冲，昏晕欲绝者

用红花一撮，以好酒半钟，煎数沸，入童便二盏，乘热灌下，立醒。

治产后恶心不止

用白术三钱，生姜五片，水一钟，煎六分，温服。

治产后儿枕作痛①

用山楂打碎浓煎，加砂糖一匙调匀服之，愈。

治产后血闭，恶秽不下

用桃仁去皮、尖二十一枚，藕一大块，水一钟，煎至六分，温服。

治产后恶秽不下，身热发狂

用胡椒七粒，黑砂糖一两，水一钟半，煎八分，热服效。

---

① 儿枕作痛：病名。症见小腹硬痛拒按，或可摸到硬块，兼见恶露不下或不畅。

治产后头疼

用甘草一两五钱，水二钟，煎至七分服，甚者用二两。

治产后腹痛

用益母草一大握锉碎，水一钟半，煎至六分，入童便一钟，再煎数沸，去渣，空心温服。

治乳汁不通

用丝瓜连籽烧存性为末，每服二钱，酒调服，被盖取汗即通。

又

王不留炒、穿山甲炒黄等分为末，每服二钱，酒调服。

治吹乳①

用鹿肉屑炒黄为末，每服二钱，温酒调下。以手缓缓摩之，二服即消。

又

贝母三钱　防风一钱　生姜五大片　葱白七根

水钟半，煎七分，渣再煎，共热服，取汗，将渣捣烂敷患上四围，以纸盖之愈。

又

以槐花蕊炒黄色为末，每服二钱，酒浸去渣，温服。

治吹乳，乳痈

金银花　蒲公英各等分

---

① 吹乳：病名。即乳痈之早期。

用酒、水各一钟，煎至一钟，不拘时温服。将渣捣烂，敷患处。不饮酒者，水多酒少。

又

以陈皮四两，或以橘叶煎汤，热服立效。

治乳痈

用萱草根、金银花不拘多少，加盐少许捣如泥，再加酒窝儿酒糟一小团，捣匀敷患处，二次立愈。

或用萱草根一味捣烂取汁，热酒冲服，以渣敷患处。如害乳腐烂者，靴内旧桦皮烧灰，酒调服。

治女人裙风疮①，经年不愈者

用男人头垢不拘多少，以桐油调，做隔纸膏贴之。

龟板散

专治胎前产后，赤白痢疾。

败龟板一个，醋炙酥去边为末，米汤调，食前服。

临产法

凡孕妇临月觉腹痛，不可便用力，须候人门肿满，腹尖一处痛不可忍者，方是时候，一用力即生矣。如人门未肿痛甚，须勉强行走，使血气流动。如体弱倦怠即仰卧无妨，用大枕头放于两腿中，令其开而不闭，或坐水桶上，尤妙。

妊娠禁忌

治妊娠误服草药毒，及诸般毒药毒物

白扁豆去皮炒

---

① 裙风疮：又称裙边疮，病名。即臁疮，生于小腿的溃疡。

上为细末，清米调方寸匕，神效。

妊娠禁忌药物

水蛭、虻虫、蚖虫、乌头、附子、天雄、水银、巴豆、野葛、牛膝、薏苡、蜈蚣、三棱、莪术、代赭、芫花、大戟、蛇蜕、麝香、雄黄、雌黄、芒硝、牙硝、丹皮、官桂、槐花、红花、皂角、牵牛、南星、半夏、通草、干姜、蟹爪、瞿麦、硇砂、干漆、桃仁、地胆、茅根、苏木、茜根。

妊娠饮食禁忌

兔肉、羊肉、羊肝、犬肉、鳖蟹、雀肉、姜芽、冰浆、茨菰、驴马肉、无鳞鱼、勿过饮酒、鸡肉勿合糯米食、鸭子勿和桑椹食、鲜鱼勿合田鸡食、鲤鱼勿合鸡子食、豆酱勿合霍菜食。

第二十一 小儿门

凡小儿之疾，皆愚盲父母所招致。重衾暖帽以为爱护，频乳叠食以为欢喜，殊不知病实由此而得，深为可怪。《全幼心鉴》云：若要小儿安，除非饥与寒。此言至切至当，爱儿女者宜信从之。其他风寒暑湿、疮疡豆疹等症，各自有方于下。

初 生

治小儿初生无肌肤，色赤，俱有红筋，乃因受胎未得土气之故。

用车辇土研极细扑之，三日后，肌肤自生。

又

早白米为细末扑之，亦妙。

杂 症

治小儿重舌

用竹沥清、黄柏为末，时时搽舌上。

又

以真蒲黄敷舌，立愈。

治小儿夜啼

用灯花三颗研细，灯心汤调抹小儿口内，以乳汁送下。或灯心灰涂乳上，与食之。

又

蝉蜕二十一个，去头足　灯花三分　乳香一钱，为末

共为末，每用一匙，灯心汤下。

又

五倍子为末，津唾调填脐内。或书小儿父名贴之，即止。

治小儿脐湿不干

用乱发烧灰存性为末，掺上。或以枯矾末掺之，亦效。

治小儿出生不食乳及不小便

用葱白一寸四破之，以乳汁入银器内，煎数沸灌之，立效。

治小儿吐乳

用田中蚯蚓泥为末，米汤调一匙，灌之。

治小儿脐风撮口

用白僵蚕烧去丝为末，蜜调，涂入口内与吃，立效。

又

用艾叶烧灰填脐中，以帛缚定，即效。

治小儿急、慢惊风

小儿鼻梁两旁哭笑有窝，以笔点记之，用麦粒大艾炷灸两旁点记处，三壮愈。

治小儿惊热，心神不宁

桔梗　山药　山栀仁　甘草各等分

共为细末，炼蜜丸如樱桃大，金箔为衣。每服一丸，不拘时，薄荷汤化下。

治小儿口疳

用黄连芦为末，以蜜水调服。

又

用甘蔗皮烧灰存性，香油调搽，湿则干掺之。

又

用荸荠烧灰为末，掺之。

治小儿牙疳，牙宣，肿烂

用白矾打碎装入五倍子内，烧存性为末，掺上。

又

用吴萸为末，水调敷足心涌泉穴，男左女右。

又

轻粉五分　靛花一钱　麝香二分

共为细末，以香油调匀，用薄棉纸一钱，新笔一枚，蘸药摊纸上，湮少倾，同纸捣烂，瓷罐收贮，以蜡塞口。

每用少许，骨簪点凉水粘药，点疮上，流涎勿咽。

治小儿口疮，不能食乳

用白矾水浸小儿脚半日，再以蜜炙黄柏、僵蚕炒，共研为末，掺上立愈。

又

用大南星一个，捣烂醋调为饼子。敷脚心，男左女右。

又

用北枣一枚去核，入胆矾一片入枣内，纸裹，火煅红，去火毒，研细敷上。

治小儿尿血

用喜鹊巢烧灰研细，以井花水调服方寸匕，效。亦治尿床。

治小儿小便不通

用莴苣子擂①成面，水调贴脐上，半炷香时即通，洗之。

黄芷散

治小儿白痢。

干姜　雄黄　胡椒各三钱　白芷二钱

共为末，用生蜜调一钱，贴脐上，候半日后，大便下清水时，即去之。

槐枳膏

治小儿赤痢。

---

① 擂：原作"櫑"，据文义改。

槐花二钱　黄连　雄黄各三钱　枳壳五钱

上为末，用黑砂糖调一钱，贴如前法。

神曲丸

治小儿一切吐泻。

神曲一两，炒　白术土炒，净六钱　黄连酒炒，三钱

上为末，即以神曲一半，打糊为丸如绿豆大，白水、米汤任下。内伤脾胃，加山楂肉二钱。

乳香膏

治小儿久泻不止。

乳香　没药各一钱　陈米粉一撮

共为末，用陈米醋半酒杯，以无油铁勺内熬数沸，合和前药极稠敷脐上，如贴膏药，仍用热手时时煨之。

又

用肉豆蔻一枚，剜一孔，入乳香少许，以面包火煨熟，去面，研为细末，作一服，空心米汤调下。

治小儿眼赤

黄连为末，水调贴足心，干则以水润之。

治小儿赤瘤，丹毒

用锦纹大黄一块，磨水搽之，即消。

又

用芭蕉根捣汁搽之，效。

又

以无名异为末，葱汁调敷之，妙。

又

用荞麦面，以好醋调敷之。

治小儿头上软疖

用桃树上不落干桃烧灰，清油调搽。

又

用井底泥涂之，妙。

治小儿头面并耳生疮

用竹叶烧灰和猪胆涂之。

治小儿遍身生疮，脓水不干

以黄柏为末加枯矾少许，同再研细，掺之即愈。如头面有疮，另以蛇蜕烧灰研细，和猪脂敷之。

治小儿浑身头面及阴囊虚肿

史君子肉一两，用蜜五钱涂君子肉，炙蜜尽为度，研为细末。每服一钱，食后米汤调服。

又

用甘草熬汤，调地龙屎搽之，妙。

治小儿脐疮

用象皮烧灰，研细掺上。或旧褐①子烧灰，掩上亦可。仍用软绢束住，不可频洗，只用软绢蘸汤周围拭抹之，数日自愈。或脐间赤肿，以杏仁研烂敷之。

治小儿腕腋湿烂，初生婴儿肌肤嫩弱之故

用旧白布洗极净，捣为细末，轻掺患处即愈。

又

用绵花绒烧灰，轻轻掺患处，效。

---

① 褐：粗布，或粗布衣服。

加味甘桔汤

治小儿聋哑，音焦，重舌①，龈肿，诸热并治。

薄荷五分　甘草五分　桔梗一钱　麦冬一钱

水半钟，酒半钟，煎至八分②，服。

治小儿淋症

大蒜　淡豆豉　蒸饼

等分，三味烂研为丸如绿豆大，每用二十丸，温水送下，日三服，三日愈。

治小儿脱肛

用蓖麻子四十九粒，去壳研烂，贴顶门即收，收即洗之。

又

以浮萍为末，掺上即收。

又

五倍子一个，烧黄色　鳖头一个，烧灰　枯矾二分

三味共为细末，先用白矾少许煎水洗之，次以净鞋底烤温，将药末少许掺在鞋底上，缓缓托肛肠，即止。

治小儿稻芒入口

用鹅涎灌之，立愈。以白饧糖食之，尤妙。

治小儿痞积腹大，面黄肌瘦，渐成疳疾

木鳖子肉五钱　史君子肉三钱

---

①　重舌：病证名。症见舌系带两旁的舌下腺肥大，俨如双重舌头，但较正常短小。小儿初生六七日后可见到，一般不属病态。若局部红肿或痛而啼哭，多属心脾积热所致。

②　水半钟……煎至八分：原作"水半钟煎至酒钟八分"义不通，据文义改。

共为细末，水丸如龙眼大。每服一丸，用鸡子一个，破顶入药于内，银簪调匀，饭上蒸熟，空心食之。

痘 疮

稀豆延生方

凡小儿脐带脱落，即将脐带以新瓦火煅存性。或脐带灰有五分重，可加朱砂二分半，随脐带加减朱砂，共研极细末，再用水拌匀湿，铜勺内炒干，研细，以甘草、当归各二分，煎浓汁一蚬壳调前药，涂乳头上令小儿食之。必一日食尽，效。

四蜕散

稀豆如神。

凤凰蜕即抱鸡子壳　蛇蜕　人蜕即指甲　蝉蜕

上四味各等分，微煅存性为末，至二十四日祭灶糖为丸，量儿大小服之。修合药时，父母只一人知。一年出豆必稀，二年则少，三年永不生豆矣。

又

用红花子炒过，每一岁以十粒研烂，砂糖拌与小儿食之，不可一日间之，神效。

三痘汤

能稀痘解毒。

大黑豆　赤小豆　绿豆各一合　粉甘草三钱

将豆淘净，用水五钟煮豆熟，剩豆汁一钟，或食豆，或饮汁，服至七日，豆永不生。或多食更妙。

又

痘症时行之际，寻白色牛身上虱子，用瓦在火上焙焦存性，研细末，以砂糖拌与小儿食之，神效。

又

朱砂一钱　丝瓜灰三钱，近蒂处三寸，烧灰存性

共为细末，以砂糖拌与小儿食之。多者可少，少者无。

治痘出不快

朱砂研细，水飞过一钱，冰片少许，共研，猪尾血为丸如黍米大。每服十丸，淡黄酒研服。大小加减服，效。

治痘疔

凡痘疮大者，紫黑者，臭烂者，俱是疔。遇痘灰白色不起发，即寻认痘疔。急用银针挑断其根，吮出恶血，随用头发灰、豌豆灰、珍珠等分，共研极细末，以好油胭脂调涂疔内。遍身痘疮即转红活，最效。针用甘草、甘遂、川乌、草乌煮过，妙。

治小儿痘疮发痒，抓破脓水不干

用多年屋上烂草研极细末掺上，或以荆芥烧烟薰之。

治小儿痘疮入眼

以谷精草细研为末，用白柿或饧糖或猪肝不时蘸食。

治痘后燥粪作痛，或大便不通

用猪尿胞一个入香油及热小便半碗，再以三四寸小笔管插胞内，扎紧，留光者一头，纳肛门灌入，须臾即通。此法胜于蜜导。

卷之四

第一十二　外科门

夫疮疡者，有阴阳表里虚实及风热、湿热，皆因气血不和而所致也。然初起者，宜发散疏导。已成者，则托里排脓。毒气盛者，护心调胃为要。《经》云："诸痛痒疮，皆属心火。"又曰："荣气不从，逆于肉理，乃生痈肿。"结聚而成热盛，则肉腐是也。其痔漏，乃劳碌、饮酒，湿热结久而生。医者当推其所因，而施治之，庶获取效。

发背、痈疽

矾蜡丸

治一切痈疽，肿毒恶疮。托里生肌，化脓定痛。

黄蜡二两　明矾三两，为末

上先将黄蜡化开，即离火少待，入白矾末拌匀，众手急丸如梧桐子大。每服二三十丸，食前温酒送下，日二服。患者休弃此药，轻微而奏功甚大。

敷　药

治诸般肿毒。

陈小粉炒黑　五倍子打碎，炒褐色，各等分

上为细末，用好醋调敷。赤肿，用蜜调敷。

又

治发背、痈疽及诸般恶疮，不问溃未溃者。

黄柏炒　川乌炒，各一两

上为末，吐津调搽患处，留头候干，以米泔水润之。

又

治一切肿毒初起，无头者。

五倍子炒　大黄　黄柏

上等分为末，用新汲水调如糊，搽患处，日搽三五次。

又

治发背、恶疮，肿痛未破。

真香油四两　大蓖麻子去壳，四两　鸡子黄十个　地骨皮为末，二两

先将香油入锅熬一滚，次下鸡子黄、蓖麻子在内，熬至蓖麻子褐色为度，用绢滤去渣，以瓷礶①收贮，入地骨皮末于内搅匀。搽患上周围，干即搽之。

又

治发背、恶疮，神效。

用雄猪腰子一个，以竹刀分开二片，仍横竖切成纹，再以上好银朱掺于腰子上，用温水洗疮上，擦干，将朱腰贴之逾时，干再易之，痛止肿消，即愈。

又

治诸般肿毒。

车前草连根叶　豨莶草　五爪龙　金银花

上四味一处捣烂如泥，再加多年小粉即常浆衣小米粉子。

---

① 礶：同"罐"。

初起加盐少许，再捣如稠糊样，敷疮上，中留一孔，好待拔脓出。若冬时无鲜者，用根亦可，或预收之，阴干为末，醋调敷，亦如之。

又

治发背疮，神效。

大蓖麻子仁四十九粒，研如泥，用上好陈醋一碗，同入锅内，桑柴火熬得似米糖样，勤以柳条搅，又入小盐[①]一撮炒入内，再熬候成膏，收起待温，扫毒上四围红肿处，干即易之，未成即消，若成溃脓而亦轻。

又

用黑驴粪不拘多少，阴干，以砂锅炒老黄色，研极细末，用好陈醋调匀，扫于患处，干即扫之，立消。

洗　法

治发背、痈疽，一切肿毒，不论已溃未溃并治。

郁李根茎全用，切碎煎浓汤，乘热用绵帛蘸洗，不拘次数以疮快而止，水冷即易。再用隔年老葱白连须去土，焙干为末，蜜调涂之。如疮将破，可留口。

洗　法

治发背未破者。

用枸杞根枝身全，剉碎煎浓汤，以旧绵絮蘸汤在疮周围如画圈样洗之。候疮皮白色，渐往里洗，以疮色尽白，即愈。如溃破者，以此根皮刮去带土粗皮，留白皮，晒干

① 小盐：即硝盐。用碱土、硝土做原料，用水溶解所含盐分，过滤后熬成的小粒盐。《元史·奸臣传·阿合马》："太原民煮小盐，越境贩卖，民贪其价廉，竞买食之。"

为末，撒疮上能化烂肉为水，再上生肌散。

灸　法

治发背。

用面和成作条，围于疮外。再以杏仁去皮、尖，捣烂，填平圈内。再以熟艾穰作饼如围大，四围放火灸艾三饼而止。去杏仁，出黄水即消。

灸　法

凡痈疽、恶疮初起，莫妙于灸，屡试屡验。不论痈疽、发背，已结未结，赤热肿痛，即以湿纸覆其痛处，候视纸先干处即是疽头。

取大蒜切片如三铜钱厚，安毒顶上，用指顶大艾炷安蒜上灸之，三壮一换蒜。疼者，灸之不痛；不痛者，灸至痛方住。似觉疮头多者，将蒜捣成饼子，安疮头，聚艾灸之亦好。

凡肿毒初起或赤肿痛痒，中有一粒如粟米者，其疮甚恶，即速灸之。须至重者亦不死，如用独蒜更妙。

又

用冬瓜切开，合在疮上。如瓜烂，又易之。成脓者即出，未成脓即消，立效。

又

治发背，毒疮初起者。

露蜂房大者半个，小者一个　公丁香　胡椒各三分　葱二枝，不去根、叶

将前三味为末，共葱捣烂如泥，丸。一丸置于手心中指交岔合住，近阴以两腿夹住，侧卧大汗出即愈。男女皆然。

又

治无名肿毒。

白矾一两，火煅存性，水调为丸，朱砂为衣。每服四五丸，或酒葱汤下，汗出而愈。

明砂丸

治无名肿毒。

夜明砂水淘，去尘土，一斤　青黛水淘，去石灰，净三两　飞罗面一斤，打糊　蝉蜕水浸软，洗去沙土，八两

上三味为细末，将面打糊为丸如梧桐子大。每服四钱，用无灰老酒送下，须大醉。苏醒，其毒如失。

大黄白芷汤

治无名肿毒。

大黄五钱　白芷一两　乳香五分　没药五分　水牛角锉末，三钱，炒过

先将大黄、白芷二味用水二大钟煎至二沸，再入牛角同煎至大半碗，去渣净，方入乳香、没药末，搅匀服之，取汗。看疮上下，食前、食后服之。

拔毒散

治发背、痈疽、恶疮，神效。

生大黄五钱　荆芥穗五钱　穿山甲五大片，炙黄色　木鳖子五个，去油　甘草节三钱

毒在上，加桔梗三钱，用粗曲酒二壶，煮至一茶钟，温服。

内消散

治诸般肿毒，恶疮。

玄参五钱　当归头五钱

上咬咀，用上好老酒二碗，煎至一碗，温服。

托里散

蒲公英　皂角刺　金银花各等分

上用水二钟煎至八分，温服。毒在上，加桔梗；在中，加白芷；在下，加大黄。

内托散

飞白矾三钱　干姜二钱　甘草一钱　乳香五分　没药五分

上为细末，每服三钱，好酒调下，被盖取汗，立消。其疮势甚大者，不过三服。

消毒散

治发背，痈疽，无名肿毒，神效。

广牛皮胶五钱，用透明者　白芷疼甚五钱，不甚三钱

用酒二钟，煎至一钟。空心温服，午再服，晚一服。

又

用淘净夜明砂为末，每服三钱，无灰酒调下，以愈为度。

又

以细长玄参一两切碎，水煎服。将渣捣烂，敷患上。

又

用穿山甲四片炙黄，明牛皮胶四两，瓦上烧存性。共研为末，用好酒二碗，调匀，从容服尽，立愈。

又

用金银花连茎、叶，捣取汁半碗，再以老酒半碗，同煎至八分，温服。将前渣敷患处，无鲜者，用干者，水、

酒煎服亦可。

夏枯草一味，与上同功。

治肚痛

透明牛皮胶一两切碎，炒成珠，为末。用好黄酒作二次，调服。如年幼者，服五钱即愈。

治胸痛

大瓜蒌一个捣烂，用好酒二钟，煎至一钟，滤去渣，再入乳香、没药末各五分，调匀温服，立效。

薰　法

治发背。

桑黄　棉花子　桐油　粗糠　黄豆

先以粗糠、棉花子用桐油拌湿，随将黄豆一撮，与桑黄加在糠豆之下，下用炭火薰之一七，效。

治对口、发背，神效

乳香　没药　儿茶　血竭各一钱，为末　黄蜡六钱　香油三两　血余一块

先将血余同香油熬，血余枯，取出不用。以文火熬至油起赤花，下蜡于内搅匀，住火取起候温，再下前药末，以银簪搅匀，冷定，或连四纸①，或绢帛摊贴患处，用布扎住，二日一换。

① 连四纸：又叫"连史纸""连泗纸"。原料用竹。纸质洁白莹辉，细嫩绵密，平整柔韧，有隐约帘纹，防虫耐热，永不变色，有"寿纸千年"之称，旧时贵重书籍、碑帖、契文、书画、扇面等多用之。产自江西、福建，尤以江西铅山县所产为佳。

薰　法

治发背、痈疽。

雄黄　朱砂　血竭　没药俱各一钱，为末　麝香二分

上五味研为细末，以绵纸为条纳药末三分于内卷紧，约长尺许，用真麻油润透燃之，可离疮半寸许，自外而内，周围徐徐照之，火头上出药气薰之。疮毒内自解散而不归侵脏腑。初用三条，渐至五七条，疮势渐消而又渐减之。薰罢，随用敷药。若久不收口顽疮，只用半条或三四寸，轻轻照薰，不可太早，而有余毒。

治对口疮

初觉时，取天灵盖一块烧存性，研三分，用黄酒调服，取汗而愈。

脑　疽

治对口、脑疽

铜绿　朝脑　儿茶各二两，为末　麝香二钱，另研　蓖麻子二两，去壳，另研

用真香油二两，同前四味熬稠，取起入瓷礶内，下麝香末搅匀封固。未破者，贴之即消。已破者，用椒葱汤洗去腐肉，将药填入疮内，外用布帛护之。

官粉①膏

贴无名肿毒，恶疮。

真香油二斤　官粉炒黄，一斤　槐枝切碎，一碗　血余二两

将槐枝、血余同香油熬至槐枝焦枯，以绢滤去渣，再

---

① 官粉：即铅粉。

用文火熬油，滴水不散，再陆续下官粉，用柳条不住手搅匀，滴水成珠。收瓷罐内，埋土月余，出火毒。遇患贴之，甚效。

小灵丹

治诸般恶疮。

乳香　没药　朱砂　硼砂各等分　麝香少许

共为细末，乳汁为丸，如黍米大，朱砂为衣。每服七丸，黄酒送下。

追毒丹即麦粒锭子

能破诸疮。

白丁香一分　巴豆七粒，去壳　雄黄二钱　黄丹二钱　轻粉一分

共研为细末，加飞罗面三钱研匀，滴水为丸如麦粒大。针破疮头，纳锭子于内，上以乳香膏贴之。追出脓血，再上收口药，立愈。

提脓散

《海上方①》，极效。

五倍子，用表里俱红透者，敲碎，砂锅内炒胡黄色，不可过性，亦不可生，极要得法。研为细末，每两加生白矾五分，乳香一钱，共研细末，敷疮上，即出脓。

洗毒法

大黄二钱　黄连八分　地骨皮六分　牡丹皮一钱　朴硝三分

---

① 海上方：方书名。托名孙思邈撰，但据《郑堂读书记》记载，当为宋代钱竽撰。

水一钟熬浓，以鸡翎蘸扫患处。

治一切无名肿毒、恶疮，医不能辨识者。

水银　黄柏　黄连　松脂明者　腻粉　甘草　土蜂窝着壁上者，即壁蟱也。各等分

上将水银入手心中，唾津杀为泥，入瓷器中，以生麻油和研，用生绢滤如稀饧，和药末再研如稠饧。先以温水洗疮，用绢帛拭干涂之，一次即差。有黄水者，涂之便干。甚痒者，涂之立止。甚痛者，涂之立定。此药治疥亦妙。

脱 疽

治脱疽神方

脱疽者，痈疽毒发之处，或足或手骨节俱溃脱者，先用艾叶、葱白煎汤热洗之，次用松脂放入炭火内烧烟薰之，一二次即愈。

治心漏

心漏者，则胸前有一孔，常出血水。

嫩鹿茸去毛，酥炙微黄色　大附子一个，炮　盐花各等分

上共为细末，枣肉为丸。每服三十丸，空心温酒送下。此症并方，医书不载，人多不知。此药亦能治腰痛。

治悬痈①神效

生于谷道②前肾囊后则是症。

皂角针四十九个烧灰存性，用清芝麻油或菜籽油调少许，点疮头上，即消。

---

① 悬痈：会阴部脓肿，也称"海底漏"。
② 谷道：即肛门。

又

用大横纹甘草一两去皮，以山间东流水将甘草蘸湿，用火炙以透为度。剉碎，用无灰酒二钟，煎至一钟，温服。成形者，服二三服，二十日可消。如破者，可加黄芪同煎，外用生肌散，敷贴之。

生肌散

能收发背、痈疽、下疳，敛疮口。

珍珠一钱，面包裹，煅黄色　冰片三分　麝香一分五厘　鹿角根二分　海牙三分　五倍子四分

共为细末，不拘肉腐烂，黑白皆搽之。立效。

生肌散

久不收口者，用此长肉生肌。

乳香　没药　雄黄各一钱　珍珠二分，埋入豆腐中煮三沸冰片五厘　琥珀一分

上共为细末，每用少许洒于疮上，外用膏药贴之。日上三四次膏药，不可频换。

疗　疮

点　药

专治各样疗疮恶毒，并疗痔漏。

真番硇一钱　硼砂一钱　银朱五钱　砒霜一钱二分　石灰研细，三两

上用荞麦秆灰，淋灰汁五碗熬至二碗半。再入石灰于内，以柏枝搅匀，将滚起沫捞出，加硇、硼、砒三味，再熬三四沸，离火稍冷定，再加银朱搅匀，收贮瓷瓶内，勿令泄气。遇毒以针挑破，点之。

治疔疮初起

用针刺破顶，纳蟾酥少许于内，以膏药护之。

治血疔，如神

用真香油三两，以无灰黄酒，不拘多少和匀，热服，其血即止。再用野菊花茎、叶，煎浓汤常服，再捣敷之，更妙。

又

用菊花根、茎、叶俱用，捣取汁半钟，入好酒一钟炖，热服，以被盖出汗。将渣敷患处，不拘疔、疮，立愈。

瘰 疬

治葡萄疮

其症色紫，形如葡萄。此疮令人烦心呕逆，亦恶疮也。

用小榆树上细枝如针小，横竖穿破，去血，即愈。

治瘰疬疮，神效

海藻二钱，酒洗　甘菊花二钱　夏枯草二钱，洗净　蜂蜜二钱，如无以黄蜡代之

水一钟半，煎至八分，食后温服。如溃烂不生肌肉，用官粉炒黄色，以真香油调如膏子，先用艾叶烧烟熏之，再以油纸摊贴。

治瘰疬经验神方

鼠粪三钱，盐水拌炒，为细末。以一钱拌黑砂糖为瓤，以二钱和面，随人大小多寡，作饼七个，包瓤烙熟，令一日吃尽。隔五日一服，不过三服而愈。未除根者，

再服。

夏枯膏

治瘰疬效。

端午日，取夏枯草二三十斤，洗净晾微干，捣取汁，入新砂锅内，桑柴文火熬成膏，收贮瓷瓶内。食后，以白滚水化服三五匙，再用绢摊贴之。

治瘰疬

斑猫_{去头、足、翅}　赤小豆　白僵蚕　苦丁香　白丁香磨刀泥_{各等分}

共为细末。十岁以上者服一钱，二十岁以上者服二钱，五更，用新汲水一钟调服。至辰时，大小便中见赤白物为效。本日惟食白粥，忌一切油腻。三四年者，五六年者，再一服。

又

槐花_{一两}　夏枯草_{一斤}

用好酒三壶，煎至三碗，温服，连服三日，即除根。

灸　法

治瘰疬未破头者。

用腊猪肉切一片，约一分半厚，盖在疮上。再用酱红莱菔一片，亦一分半厚，加于肉上。又用槐树皮，去外粗皮，亦用一分半厚，加在酱菔上。再以艾穰作小丸，如年纪数目，分作数次，摆在槐皮上，则一齐燃火灸之，灸尽艾丸即住。再用轻粉二钱研细，以鸡蛋黄熬炒出油去渣，调扫患处数次即愈。

灸　法

治瘰疬如神。

用生姜切一片，如钱厚，盖疮上。以艾穰如豆大，安姜上灸三壮。再用后起子药涂之疮头上，外用膏药封之。三日一换，九日子露，毒消口收。忌酒色，油腻，气怒。

灸　法

治瘰疬初觉者。

肩并穴以艾火灸三壮，患左灸右，患右灸左，立消。

又

又手虎口，以艾火灸三壮，男左女右手，效。

起子药

白信三分　硫黄二分　密陀僧三分半　巴豆一钱一分　斑蝥去翅，足，三个

共研为细末，以香油调涂患处，用黄纸糯米糊封六七重极密不见风，三日一换，子出而愈。

治瘰疬未破者

用靛花同马齿苋捣烂敷之，日换三次。

又

用生芝麻、连翘等分为末，每日频频服之，自消。

又

用透明水胶，用水炖化，摊成膏药，贴患处。已溃者，用膏搓如灯草粗一寸长，频通患溃处，频拭，即愈。

又

以桑椹子取自然汁熬成膏，每日用白滚水调下，不拘时服，服至四五斤痊愈。

千槌膏

贴瘰疬。

松香明者四两　天池茶一两二钱　杏仁去皮，一两五钱　蓖麻子仁二两五钱　乳香二两　没药三钱

以上各为细末，合成一处，入石臼内杵三千余如膏，收贮瓷罐内。或布帛摊贴之，三日一换。未破者不可贴。

千槌膏

贴瘰疬，蝼蛄，脑疖神效。

石灰一两　蓖麻子仁四两　杏仁四两　明黄香二两

上四味，共捣如胶。以绢帛摊贴。

千槌①膏

贴瘰疬，诸疮毒。

蓖麻子仁一两　嫩松香五钱　乳香　血竭各一钱

共入石臼内，捣三千余下，成膏收贮。用茶洗疮，贴之。

便　毒

败毒饮

治鱼口②便毒。

当归尾二钱　白芷八分　生牡蛎三钱　穿山甲炒，一钱　大黄五钱　朴硝三钱

姜二片，葱头三根，水二碗，前四味煎至一碗。再入

---

①　槌：原作"棰"，据上文改。
②　鱼口：病名。由于硬下疳引起的横痃破溃。鱼口的病名来源有二：一为左称鱼口，右称便毒。二为因其创口久久不敛，呈长形如鱼的嘴。

硝、黄于内，煎四五沸，去渣，空心温服。渣，即时煎之服。初起者一二服全消，并疳疮，杨梅尽不发，已屡验。

治鱼口、便毒

大黄　牙皂　香附米　瓜蒌仁各等分

每服用一两，酒、水各二碗，加肉一斤，同煎。露一夜，明早去肉及渣，温服立消。

消毒散

治鱼口、便毒。

大黄生　五灵脂生　穿山甲炒　僵蚕炒　金银花各一两

共为细末，五更以温酒调服五钱。有脓即出，未成即消。

一方，去五灵脂，入连翘。

治鱼口未破者

用皂角劈开，去子并筋膜，入黑砂糖填满，以线扎住。以纸包数十重，再用水湿透，火煨至纸焦。取出，以内糖和热酒一碗，空心服之，发汗即愈。

灵脂散

治鱼口、便毒。

五灵脂　僵蚕炒　大黄各等分

共为粗末，每服五钱，水、酒各半钟，煎至七分，空心热服。

杨梅疮

鹿角散

治杨梅疮神效。

鹿角_{嫩者佳，烧存性}　黑驴蹄_{烧存性}　当归全_{酒洗，各等分}

上为极细末。每服五钱，黄酒调下，有汗为度，通身发出似疹形者，毒皆尽矣。酒量大者，饮醉更妙。

雄黄散

治杨梅疮神效。

明雄黄_{三钱}　槐花_{六钱}　枯白矾_{六钱}

共为细末，每服二钱，不拘时，茶清调下。先服败毒散三五剂，痊愈。

花粉丸

治杨梅疮。

天花粉　川芎_{各二两}　槐花_{一两，炒}

共为极细末，米糊为丸如梧桐子大。每服八十丸，空心淡姜汤送下。

点　药

治杨梅疮。

头发　蛇蜕　百草霜_{各一钱}

上用麻油半碗熬数沸，再入前药熬化，收贮搽之。

点　药

治杨梅疮如神。

杏仁_{水泡去皮，七个，用草纸数重夹之，杵数百下，以绝细为度}真轻粉_{一钱}

二味重研极细。将疮痂去之，用些微敷上五日，落痂而愈，且无瘢盘屡验。

又

胆矾_{五分}　轻粉_{一钱}

上研极细末，去痂敷之，七日而愈。

黄　粉

治杨梅顽疮并痔漏，皆效。

水银　盐　焰硝　白矾各六钱　雄黄三钱

共研极细，入阳城罐内，上用新铁灯盏一个坐于罐口之上，再用棉纸条糊住罐口数重，再以铁丝扎住，上下缠定。又用盐泥封固罐周围并底口，约半指厚，晒干。用大钉四枚，将罐虚空架住，钉紧，下用火并四边齐烧起，以文火炖饭时，后用武火又炖饭时，又文火。其灯盏内贮水候滚，则用绵絮蘸之，又换冷水，如此不可缺。以三炷香为度，取出其罐周围粉霜，则灵药也。以鸡翎扫下，用油纸包之，压地下七日，去火毒。遇患点之些微，即结痂立愈。其药渣研细，棉子油调，治疥癣甚妙。

白灵药

治杨梅并结毒烂腿、瘰疬、臁疮、痔漏如神。

水银　焰硝　白矾　皂矾　盐各五钱

上共研极细，入阳城罐内，上用铁灯盏坐于上，如前法煅升，收取白霜，去火毒。每服五厘，好酒送下，其渣亦治疥癣，效。

点　药

治杨梅疮。

五倍子大者红里，用一个。开一口，以好铜绿为末入内装满封口。入木炭火中烧通红极透，取出候冷

珍珠不拘多少，用面包火煨，面熟取出。每用五倍子一钱，煅过珍珠一分，共为极细末，先用药水洗净，而后

上药。

洗　药

瓦松　花椒　商陆_{俗呼千头参，叶长大而有紫穗者是}

各等分，不拘多少，煎汤洗之。以绢帛拭干，上前药。

下　疳

珍珠散

治下疳疮，久不愈者。

水银　黑矾　火焰硝

各等分，以前法取粉霜，听用。

蛤粉_炒　官粉_炒　珍珠_烧　粉霜_{各一钱}

共研为细末，用前药水洗净，拭干，上药。

龙骨散

治下疳疮，久不收口，顽疮亦效。

儿茶　龙骨_{煅，各一钱}　轻粉_{五分}　滑石_{五分}　冰片_{五厘}

共研极细末，先用盐茶汤洗净，上药。

又

轻粉_{一钱}　冰片_{一分}　珍珠_{煅，二分}　白茯苓_{三分}　银朱_{少许}

共为极细末，先以浓茶洗净，上药。

又

官粉_{炒，一钱}　乳香_{五分}　没药_{五分}　麝香_{少许}

共为极细末，用甘草、黄柏、槐枝煎汤洗净，上药。

又

用蚕茧一个，剪去小头，填入头垢。另以一茧，去头套上，悬炭火内烧红，放地上出火毒，为细末，搽上。如干疮，用菜油调搽。

又

用海巴①二三个，火煅红，为细末，搽之。

又

用灯草烧灰存性。再入麝香、轻粉各少许，为末，搽之。

又

用芦甘石_{火煅}，_{童便淬七次}二钱，儿茶一钱，共为细末。先以甘草熬米泔水洗净，再搽之。

鹅掌风

乌白丸

治鹅掌风，神效。

乳香　没药　雄黄　朱砂_{各二钱}　白芷_{五钱}　乌药_{三钱}

共为细末，面糊为丸如绿豆大。大人五十丸，小人二十丸，烧酒送下。早晚服。

又

糯米_{一升，捣为粉}　鲜土茯苓_{白者二斤，去皮杵为泥}

二味用蜜一斤，稍加入水和匀，如作糕样，以砂锅蒸熟。日进三服，即用蒸糕水送下。食尽，痊愈不发。

臁疮

黄蜡膏

治臁疮，并杨梅结毒。

---

① 海巴：即贝子。

香油四两　黄蜡一两　铜绿两钱

共熬滴水成珠，再入真轻粉为末三钱，搅匀，收贮。先用葱汤或茶洗净，以黑毡帽片摊膏药贴之。二日一换，数贴痊愈。

乌龙膏

治臁疮，甚效。

用多年陈麸粉子，不拘多少，炒黄色，去火毒，为末。先用花椒水洗净，用茶卤调搽，止痛去痒，立愈。

又

官粉　黄柏等分

上为细末，生桐油调搽。

又

用桐油浸阡张板，油透贴之，即愈。

又

用铅打成薄片，再以纸夹之，复打极薄。用黄蜡调轻粉少许，却涂铅片上一层，贴之甚效。

香蜡纸

治臁疮并裤口风。

香油八两　黄蜡一两，夏加五钱　定粉一两六钱，为末

用铜器将油文火熬数沸，入黄蜡熬如桐油色，再下粉末，不住手搅匀，视油沫微清色不黏箸。用好桑皮纸二十张，以纸钉钉之而成方，入油内蘸干油，取出，去火毒三日。疮用椒、葱、槐条、茄根煎汤洗净，用绢帛拭干，将药纸贴之，上用油纸盖护缚之。一日揭去一张，不十日，其疮立愈。

又

因湿手抓破而成疮，久烂为臁不愈。

用桑叶七片，以上好陈醋一碗浸桑叶于内，入饭锅中蒸七次，逐片贴之。如发痒，以裹脚缠疮上，将手摹之立愈。

又

用厚黄柏一大片，去粗皮。以锥子密密劄①孔两面，以蜜涂，火炙干，研为细末。再用真轻粉一钱，亦为细末。先用温水将疮洗净，再以豆腐切片盖疮上，印三四次，拭干。将轻粉末填于疮内，以满为度。再用猪胆汁调前黄柏末为膏，摊纸上贴之。仍将猪胆汁扫上，又贴纸一层，再扫再贴，约六七层厚，十日即愈。如未全好，用水洗之，照前法贴之。不可行动，速效。

又

用槐、柳、桑枝各一两，剉碎。以香油四两浸三日，熬焦去渣，再用好官粉炒二两为末，徐徐下入，不住手搅匀，熬至黑色成膏，收贮摊贴。

又

用酒曲二个，一个烧灰存性，一个研末。头发，烧灰一钱。百草霜五分，共研极细末，用真香油熬成膏，油纸夹摊，用针刺眼，眼面贴疮上，以绢帛缚之。五日一换，二三次而愈。

---

① 劄（zhā 札）：义"扎""刺"。《朱子全书》卷四七："人七尺之驱，一个针劄着便痛。"

夹纸膏

治血风臁疮。

用船上旧油灰，不拘多少，以泥包之火煅。又用头发拌桐油，火炙干，等分为末。再加黄丹少许，以桐油调作膏。用针刺纸密密孔，摊药贴之，以孔着疮上。先用椒汤或浓茶洗净，再贴膏药。

治臁疮及伤手疮

黄柏一两　轻粉三钱

上为细末，猪胆汁调搽。湿者，干搽。

又

用砖缝中生出菾草，与芫荽相似。夏天收，洗净晒干为末。每用五钱，加轻粉五分，桐油调作膏。油纸以针刺孔密密的，摊上膏，以针孔面贴疮上，以帛扎住。先用葱、椒、槐、柳熬汤洗净，贴之。

治脚股湿毒，血风疮

一云风痴疮，亦臁疮之类。

用黄蜡一两融化，入银朱末三钱，搅匀摊纸上，以针刺孔密密的，贴之。

痔 疮

治痔疮，痛而不可忍者

黄连酒炒　槐花炒　薄荷　鱼腥草各一两

共为细末，每服二匙，食前白酒调下。

治痔漏疮

用无名异不拘多少，炭火煅红，淬米醋内七次，为极细末。先以棉絮缚箸头上，蘸温茶搅疮孔，洗净，将药填入疮口，如此数次而愈。

治内外痔疮，神效

猪胆汁　羊胆汁　青胆汁　熊胆各五分

共和一处，加黄连膏，眼药少许，研匀搽之，数次即愈。

秃　疮

治秃疮

烟胶一两，即硝①皮刮下垢，火煅　轻粉一钱　枯矾五钱

共为细末，用杀猪水先将疮洗净，用鹅油调涂。

治秃疮

腊月香油四两　松香一两　轻粉一钱　男发三钱，择净

先将香油、松香化开，去沫。次将发入滚数沸，化尽为度。次入轻粉熬如膏，去渣收贮，搽患处。

治秃疮

松香一两　硫黄五钱　白矾一两　花椒七钱　烟胶一两，乃硝皮刮下垢也，炒用

共为细末。先将头剃净，出血用茶卤洗过，拭干。用羊肠炼油调搽，仍用猪尿胞蒙②头包之，神效。

又

松香五钱，为末　猪油一两，熬

共调匀搽之，日数次，愈。

---

① 硝：原作"熟"，据下方"烟胶"炮制改。

② 蒙：原作"朦"，据文义改。

又

用芝麻二两，花椒二钱，朝脑一钱，共为细末，先以推^①猪水洗净，搽之。

又

松香　定粉　枯矾各等分　朝脑少许

共研为细末，椒汤洗净，香油调搽。

又

用轻粉为末，猪骨髓调搽，先以宰猪水洗净。

黄水疮

治黄水秃疮

香油四两　黄丹一两

共熬数十沸收贮，每用些须涂患处，向日中晒片时而痂落癍红，立愈。

又

用绝细瓷器为细末一两，百草霜五钱，共研为末，用棉子油调搽。先用花椒浓煎水洗净，去皮痂，搽之。

治黄水疮

黄柏　黄连　松香　土蜂窝　水银　官粉各等分

共为细末，香油调搽，湿者干搽。

又

羖羊须、荆芥、干枣去核，各二钱

共烧存性。再入轻粉五分，同为细末。先用温水洗之，以香油调搽，立效。

---

① 推：意"杀"。《晏子春秋·杂上三》："曲刃钩之，直兵推之！"

又

锡一钱　水银三分和入锡内　官粉指顶大一块

三味用铜器内研为末，香油调搽。湿者，干搽，数次愈。

又

黄香①五钱　官粉□两　枯矾三钱　朝脑一钱

共研为细末，去痂搽之，甚效。

又

用黑驴粪，烧灰为末，香油调搽。试过，神效。

治黄水伤手疮

黄丹　黄香　官粉各二钱　银朱一钱

上为细末，香油调搽，湿则干搽。

又

用人指甲烧灰存性，研细，香油调搽。

治黄水浸淫疮，亦治肿毒

水银用铅死之　雄黄各一钱　枯矾五分　五倍子五分　官粉五分

共为细末，香油调搽，湿则干敷。

疥　疮

治疥薰药

雄黄　艾穰　花椒　蛇床子各一钱　大鳖子　大枫子各三个，去壳

共为末，以棉纸做条将艾铺长，入末于艾上卷为条，

---

① 黄香：即松脂。

薰之勿露。治风肾囊处，以布帛厚遮之。

合掌丸

治疥如神。

大枫子肉四十九个　朝脑一钱四分　水银一钱四分　冰片三分五厘　油核桃七个用肉　儿茶七分

共捣烂如泥作一丸，如常合掌中丸之，搽患处。

又

白芷五钱　枯矾一两　皮硝一两　朝脑五钱　信一分　硫黄五分

共为末，以香油调搽。

又

大枫子肉　花椒　枯矾　水银　樟脑各二钱

共研为细末，以柏油二钱化开，调末丸如弹，浴后搽之。

又

硫黄三钱　枯矾三钱　轻粉三分　槟榔三个，为末　大枫肉二两

共捣匀，以生猪油调搽。

一扫丹

治疥疮如神。

枯矾一两　硫黄七钱　五倍子炒，五钱　信二分　花椒五钱

共为细末。多用香油煎鸡子令熟，去鸡子不用，只用油，调药搽之。

拿掌丸

治疥如神。

蛇床子为末，五钱　　大枫子肉五钱　　真轻粉二钱　　花椒为末，二钱　　朝脑一钱　　油核桃肉十个

共捣烂如泥，加柏油少许，再捣匀，丸如弹大，合掌中丸之搽如遍身，有以手擦之。

又

硫黄二两，融化，淬醋七次　　信二钱　　花椒二钱

先将椒、信为末，再将硫黄溶化，入椒、信末于内，搅匀，倾入地土下，用碗盖之。一日始取起，去火毒。用时以棉子油磨浓搽之，先抓破后搽。

癣疮

治癣如神

川槿皮三钱　　斑蝥五个　　轻粉二分　　白矾三钱

共为细末，用无根水调如面糊样，先将癣以瓷瓦刮破出血，却将药上。干以润之，移时黄水自出，数日愈。

又

用楮树叶捣烂敷之，或取树汁搽之亦妙。

又

用川槿皮煎汤，以肥皂去籽入汤内浸之，不时擦患处，甚效。

又

用川槿皮熬浓汁，磨雄黄，搽之。

肥疮

治肥疮

此疮似黄水疮，仿佛。

黄丹　松香明的

等分为末，入大葱管内，两头缚紧，于饭锅内蒸过，取出候冷，去葱，研为末，菜油调搽。如不收水，加枯矾少许。

又

官粉炒黄，三钱　黄香三钱　黄丹一钱　枯矾二钱

共为末，香油二两熬成膏敷之。

冻　疮

治手、足冻疮

五倍子为细末，用牛骨髓调搽，疮口以绵缚定。

又

用白及为末，水调敷之。先用茄根熬水洗净，搽之。

又

五倍子、密陀僧等分为末，熬桐油敷之。

又

用黄柏为末，和乳汁调敷，立效。

又

用黄丹为末，猪油调搽，效。

又

用茄柴、冬瓜皮二样，浓煎汤洗之，再将茄根烧存性为末，敷之。数次而愈，屡验。

治瘤子初起

用好醋煮芫花浓汁，再将绵线入汁内同煮，汁将干取出，将线系于瘤根上，积渐而紧之，自愈。

又

以柳树上花蜘蛛丝，缠于瘤根上，初觉胀闷，久则自消。血气不通，其瘤自落，愈。

又

取向北侧柏叶一枝，捣烂，鸡子清调涂。

囊 风

治肾囊瘙痒，黄水淋漓，名为囊风

以浮萍草、花椒二味熬水，温洗拭干，用白附子为末敷之甚效。或用浮萍草为末敷，亦妙。

血余膏

治阴囊湿疮，皮破，睾丸如欲坠者。

黄蜡一两　血余五钱，少壮男人者　真香油四两

先将油同血余熬至焦枯，去发渣，又熬至滴水不散，入黄蜡于内，再熬数沸，收贮冷定，摊贴神效。

治阴囊湿痒，欲溃者

用松香不拘多少为末，捻入纸条内，加花椒三粒，浸灯盏内三宿，取出燃之，淋下油，以瓷器物盛之。先用花椒、米泔水洗净拭干，将油搽之。

治阴茎上烂疮

平胃散为细末，用烛油化，调匀，摊棉纸上，如夹纸膏样刺孔，贴于上，以布帛包之。

治阴茎上黄水烂疮

厚黄柏去粗皮，猪胆炙透，为极细末，五钱　雄黄一钱　枯矾五分

三味共研为极细末。先用花椒、黄柏煎汤洗净，以帛

拭干，上数次，效。

杂 疮

治火丹毒，偏身赤肿

寒水石三两　石膏三两　黄柏一两　甘草一两

共为细末，芭蕉汁调敷。

又

用上好金墨醋研浓，搽之。

用大黄磨水，频扫上，效。

治发丹毒，其形有五色，无常者

用栗外刺皮不拘多少，熬水洗之，日数次而愈。

治鬓边生软疖，多脓血，数年不愈者

用猪、猫颈上毛各一撮烧存性，鼠屎一粒，俱为末。清油调搽，加轻粉尤妙。

治头上脑疖，成脓而未溃者

用大芋头一个，捣烂，敷之。

又以大枳壳去入穰，合疖上，用面糊周围封之，消。

治乳上生疖

用梳垢为丸，酒送下，即消。

治疖毒

以槐花烧灰为末，用无根水调敷，神效。

又

脑疖用烧煤炭琉璃为末，香油调敷之，即消。

治腮肿，名痄腮

用陈石灰为末，醋调敷之。

又

用赤小豆为末，水调敷之。干即再敷，立消。

两腮红肿

百合一个　山芝麻根去皮　银朱七分　玄明粉一钱　贝母一钱

共捣为末，加面少许，浓调敷之，二三次立愈。

治诸疮

黄柏去粗皮，用猪胆汁拌炒褐色为末，再用猪胆汁调搽。

治蝴窝疮

蛤粉　米粉各等分

二味俱炒黄色，研为细末，撒在疮上，即愈。

治蝼蛄疮效方，屡验

用獾爪①周围一昼，其肿再不旁出，即用獾油搽之。

又

用炉渣、红蓖麻子仁、黄香共捣如膏，贴之。

治恶指，立效

用猪胆一个，剪去半截。胆汁留少许，用雄黄末二钱，皮硝末四钱，共入胆内和匀。将患指套入，以线扎住，止疼，立愈。

治面、鼻风热疮

轻粉　枯矾各二钱　硫黄五分

上为细末，每夜用一匙，唾津调搽患处。

---

① 爪：义同"抓"。

治横痃①疮，即腿岔疙瘩是

用山药、砂糖同捣，涂上即消。先用的面涂四围，再敷药。或用肥皂捣烂敷，效。

治杖疮

大黄不拘多少，为细末，以童便调搽。

治广疮年久，顽疮不敛口，不愈者

凤仙花不拘多少，熬水，以棉花絮蘸水洗数次，拭干。用片脑少许为末敷之，神效。

又

用桑柴不拘多少，用两三段烧之一头，以手拿后半，更换薰烤三时许，用膏药贴之。每日烤二次，瘀肉自化，毒散肿消，立见效验。

治疮疖内长恶肉，凸起不消

用乌梅烧灰存性，为末，撒上即消。

治漆疮

用荷叶熬水，洗数次而愈。

又

以蟹黄涂疮上，立愈。

食忌：生冷、椒、姜、蒜、荤腥、炙煿、油腻、芥菜、韭、薤、莱菔、瓜果、一切辛热发毒之物。

第二十三 杂治门

杂治者，不拘门类而总收诸方也。或有方而未立门类

---

① 痃：原作"痃"，形近而误，据病证名改。

者，有各门而收之未尽者，且有无名怪异之病，危急险恶之症，悉收于中，以备检治。

十 厄

自缢者，将死，惟胸前温暖，切莫割断绳。急令人抱起，将绳慢解，用手扶正喉咙，倒卧盖被。随用二竹管吹耳，一人扯发以双脚踏两肩上，再令人摩之胸膛及屈伸手足。如苏，以温粥汤灌之即活，或刺鸡冠血滴口中即活。男用雌鸡，女用雄鸡。又或斡开其口，以活鹅嘴插入，鹅鸣应声即活。

水溺死，心前温者，即抬放大木凳上，侧卧，以剪刀斡开其口，横放二箸在口，将凳一头衬高。以盐擦脐，待水自出，再用生半夏末少许，吹入鼻中即活。一法，将溺者覆横驮于牛背上，口亦含一箸，以人扶牵牛缓行，出水。将醋半盏灌入鼻中，或以皂角末以绵裹纳下部，须臾出水，即活。

冻死及冬月落水，微有温气者。急脱去湿衣，随解活人热衣包暖。再用米炒热囊盛熨心上，冷即换之，或炒灶灰亦可，候身温暖，目开气回后，以温酒或姜汤、米汤灌之。切不可初以火烤之，烤之必死。一用雄黄、焰硝等分为末，点两眼角，妙。

倒物压死及坠跌死，心头温者，急扶起坐之，将手提其发，用半夏末吹入鼻内，少苏。以姜汁同香油搅匀灌之，次服药。如一时无药，以热小便灌之，或取东向桃、柳枝各七寸，煎汤灌之。

中恶鬼魇死者，身温有气，切不可近前呼叫，以唾吐其面。如不醒，即尽力咬其脚跟及足拇指，略移动卧处，徐徐唤之。原无灯火，不可点灯照，待少苏，用皂角末吹入鼻内取嚏，或用韭菜捣汁灌入鼻内亦可。

卒中暴死及鬼魇①魅，或木石所压，溺水，自缢，一切横死，但心胸温者，并皆治之可活。以半夏不拘多少，汤泡七次，晒干为细末。每用豆许吹入鼻内，得嚏即活。再仓卒无药，急灸人中及两大拇指，用细绳扎住，相对于两合缝处，离指甲一韭叶许，以艾穰为炷，灸三五壮即生。

山居中恶及婴儿客忤②卒死者，急灸脐中四十九壮，再以皂角末吹鼻内，或以韭菜汁灌耳中，或用鲜菖蒲根捣汁灌之，即苏。或苏合丸、雄黄解毒丸，俱效。

一切卒中、忤魇鬼击③、飞尸④暴绝、口噤不开者，而汤药不能下，即分病人头发左右提引，令首昂起，灌前项药，可活。

辨别前症

卒然扑地，半身不遂者，为中风症。

---

① 鬼魇：病名。亦称梦魇。其症恶梦离奇，或如有重物压身，常突然惊觉。
② 客忤：病名。又名中客、中人等。即小儿突受惊吓所致面色变异、惊痫等。
③ 鬼击：古病名，一名鬼排。指突然胸腹绞痛或出血的疾患。
④ 飞尸：古病名。指一种突然发作危重疾患。《太平圣惠方》卷五十六："飞尸者，发无由渐，忽然而至，若飞走之急疾，故谓之飞尸。其状心胜刺痛，气息喘急，胀满上冲心胸也。"

卒然扑地，口吐涎沫者，为风痫症。

卒然扑地，不省人事，全如死尸，但气不绝，脉无伦序，乍大乍小，或歌笑啼哭，精神恍惚者，为中恶症。脉微细欲绝，胀满吐利者，为鬼疰症。

卒然扑地，手足逆冷，肌肤起粟，唇面青黑，口噤自利，名为寒厥证。宜服四逆汤。

卒然扑地，手足俱热而闷绝不知人者，名为热厥伤寒。热深多有此证，用大承气汤下之。

忽精神恍惚，卒然晕扑，手足厥逆，或得之于吊丧入庙，名为尸厥。用返魂汤服之。

四逆汤

治寒厥，并治阴证伤寒，腹痛，脉微欲绝。

大附子<small>面包煨去皮、脐，童便浸三日，焙干，三钱</small>　干姜　甘草
各一钱半

水一钟半，煎八分，温服。

返魂汤

治尸厥。

麻黄<small>去节，三钱</small>　杏仁<small>去皮、尖，二十九个</small>　甘草<small>炙，一钱</small>

水一钟半，煎至七分。拗①开牙关，灌下。

凡卒暴不知人，四肢厥逆，难以辨其寒热。先用姜汤化苏合丸灌之即苏，再分寒热治之。

---

① 拗：意"撬""扳"。《偶作》："口如暴死人，铁尺拗不开。"

中诸毒

神仙太乙丹

治一切蛊毒、金石毒恶、菌蕈毒、疫死牛马肉毒、河豚鱼毒、时行瘟疫、山岚溪瘴毒、喉痹、喉风、诸恶疮毒、打扑伤损、痈疽、发背、风犬、蛇虺、蜈蚣、蜂、蝎、鼠涎诸毒邪祟、颠狂，并皆治之。凡人居家出外，不可一日无此药。好生仁人君子，宜修制，以济人则阴功莫大矣。

山慈菇白者为末，二两，黄者不用　川文蛤即五倍子，拣色润而大者，打碎微炒为末，四两　红芽大戟去芦洗净，焙干为末一两五钱　千金子去壳取仁白色者，纸包槌去油净成霜，净一两　真麝香三钱，另研

俱选真正药料，于端午日，在僻静室中斋沐焚香，如法修制，并不许男女人、鸡犬见。将药末各秤净分两足，和合一处，再研极细，用糯米浓饮调和匀，于石臼内捣千余杵，印作锭子。每锭重一钱，阴干收贮，勿令泄气。如遇是疾，每服一锭，照后症服。重者连服二锭，若通利无妨，用温粥补之。此药百应百效，或吐或泻，随手而愈。

发背、痈疽、诸疔恶疮，用凉水磨服，患处频频涂之。

毒蛇、恶犬、蝎子、蜈蚣、一应恶虫所伤，用淡酒磨服，再以水磨涂患处。

中风、中恶、颠狂、心风、风痫、牙关紧急，并用姜汤磨服。小儿急惊中恶等症，用蜜水同薄荷叶磨服量儿大小，服之。

诸蛊胀肿，大麦芽汤磨服。

心痛、腹疼、霍乱、绞肠沙，并用姜汤磨服。

喉风、喉痹、伤寒、发狂、心胸膈滞，并用薄荷汤磨服。

时行瘟疫，山岚瘴气，并用水磨服。

打扑、刀箭损伤，并用淡酒磨服，以水磨涂患处。

死牛、马、驴肉毒，河豚鱼毒，并用水磨服。

诸物咬伤

治疯犬伤人

伤者，急于无风处，用冷水将伤处洗净，即服韭菜汁一碗，隔七日又服一碗，如此共服七碗。百日忌食鱼腥，终身忌食犬肉，方得保全。或用胆矾末敷患处，效。

又

用番木鳖一个，磨水服，神效。

治犬咬伤人

以杏仁捣烂敷伤处，愈。或旧瓦刮下青苔屑掺之，效。

治中诸药毒

用甘草、黑豆、淡竹叶各等分，剉碎，浓煎服之。

又

以黄土地上掘一深坑，入水数碗，搅之浓浆，取起一二碗，澄清，服之。

又

以蚕蜕纸烧灰研细，每服一钱，冷水调服，频频服取瘥。虽面青，脉绝，腹胀，吐血，服之立效。

治中河豚毒

槐花炒为末，每服二钱，水调服。

又

甘蔗捣汁，服之亦妙。

又

芦苇根捣汁服之，甚效。

治中诸鱼毒

用橄榄煎汤服之。或生食橄榄，亦可。

治中信毒

以黄蜡四两，用利刀削入铁锅内，用水四碗熬至二碗，待温灌之。蜡未尽者，捏作小丸灌下，其毒尽蜡裹从大便中出。有至四五日者，用蜜皮老蜡照熬煎，灌下。

又

用生绿豆随即捣面调，冷水灌之，频频随吐随灌，效。

又

用粪缸中清汁灌下数碗，其效甚速又刺羯羊血饮之，立效。

治蛇咬伤

汲净水，将腐脓败肉洗净，以软帛挹干，再以白芷研末，加胆矾，麝香少许，共研匀，掺上。次日又洗上药，如此数次，腐肉尽消，新肌生长，渐愈。

又

急饮好醋二碗，令毒气不随血走，或饮清油一二盏亦可。即用绳扎定伤处上下，勿令毒散，再用白芷研末，白水调下五钱服之，倾①刻咬伤处黄水出尽而愈。

又

用五灵脂研末，热酒调服二钱，以牛耳垢涂咬处，效。

治蜈蚣咬伤人

用白矾、枯矾各二钱，研为末，水调涂患处。如有血水流出，以矾末掺之。

又

以灰苋菜叶捣烂敷之，妙。

又

用练树枝叶汁涂之，效。亦治蜂螫伤。

治蝎螫伤

用真阿胶津唾润湿搽之，效。

又

五月端午日，午时取白矾一块，于日中晒之一日收起。如遇螫者，以津吐湿患处，将此矾擦之，效。

又

用雄黄、胆矾、蟾酥、生半夏各等分为细末，以吐津湿患处，用药末少许擦之，于端午日午时修合，甚效。

治恶虫咬伤

用棉纸捻大纸条，蘸麻油点灯，照薰伤处，其毒自散。

---

① 倾：通"顷"。

解一切鱼、肉诸毒

饮真麻油一二杯，即吐，无不解者。

又

用淡豆豉一合，以新汲水浓煎汁饮之亦解。

又

捣蒜汁饮之，亦解。

金 疮

花蕊石散

治一切金刀箭镞所伤及跌打损伤，猪、犬咬伤，或伤重至死者。急掺药于伤处，其血自化为水，再掺之便活。若内损伤重，血入脏腑，以药一钱半，用热酒半钟、童便半钟和调服之，立效。若被牛触肠出未损者，急收入肠，以麻线缝合其口，掺药于口上，血止立活。不用物封裹伤口，恐作浓血。如伤口干，以吐津润之后掺药。若妇人产后恶血奔心，及血迷、血晕、死胎不下、胎衣难下至死者，但心前温暖，急以童便调药一钱温服，取下恶物立愈，且终身不患血风等症。凡血在膈上，服之即化黄水吐出，在下即随小便而出，盖诸血病之圣药也。

真花蕊石捣粗末一两，硫黄明润者四两，研碎二味和匀，入阳成罐内，上用物盖住，以铁线扎住，用盐泥周围封固，候干，安在四方砖上，上写八卦五行字样，用炭火二十斤盖住，从下生火，先文后武，渐渐上徹，自辰时起至晚方息。经宿勿动，次早取出，研细末，以净瓷罐收贮，备用。

治杀伤甚重，但气未绝者

用葱白捣烂、炒热，遍敷伤处。冷则再易，其疼即止。

又

乳香、没药各二钱，研为细末，以小便半盏调药通①口服。痛止，再敷别药。

又

陈石灰共韭菜，五月端午日，同捣作饼，阴干为末，敷之，止血定痛。

又

五月五日，使人出于五里之内，凡遇草木茎叶，每种各采数茎，不得放过，随手采取，不可回顾。约足，携回于石臼内捣烂如泥，量草汁多少，加入石灰面和匀，捏成饼子，晒干。遇用研细，敷于刀伤处，血止为度。烫火伤，冷水调敷。蛇、蝎、犬、虎伤，先用温水洗净，津唾调搽。干疥癣，抓破，醋调搽。

又

风化石灰　定粉各一两　枯矾三钱　没药一钱，另研　乳香一钱，另研

上共研为细末，敷刀伤处。

黎洞药

治一切金疮、跌打损伤。

黄蜡、香油各一两，熬数沸。次入藤黄三钱，搅匀取

---

① 通：副词，皆、共。杨树达《词诠》卷二："通，皆也，共也。"

起。再加冰片、熊胆各二分，珍珠五分，三七面一钱，牛黄一分，俱研细入内，搅匀，贴之。

跌 损

接骨散

用蟹盖于新瓦上烧存性为末，每服一钱，黄酒调服，以醉为度。其骨自合有声。

接骨仙丹

要要科在路旁丛生，叶如芍药。刮去粗皮，取近木白皮，晒干为末。每服五分，用新热酒调服。疼甚者，加乳香、没药各二分，日三服。如胫骨折，以死人胫骨烧灰，每服加三分和服，尤妙。须将折骨扶正，用杉木皮或柳木片夹定，然后服药，神效。

凡跌打损伤，先以童便和热酒服二三钟，甚妙。

又

用本人头发一缕，烧灰，酒调服，效。

治损伤，从高坠下及跌扑压打，疼痛难忍者

当归尾酒洗　大黄火煨，各二两

上为末，每服三钱，热酒调服，以瘀血通利为度。

又

用五爪龙，将头根捣汁、童便和热酒调服。

又

用羊角屑和砂糖，瓦上焙焦研细末，每服二钱，热酒调下，亦即搽患处。

治跌打有伤痕，瘀血流注

用半夏为末，水调敷上一宿。无痕，或以生萝卜捣烂

敷之。

治跌磕伤肿

用黄牛粪炒热，覆上，以布帛裹之，效。

治打伤眼目肿者

用新宰猪，乘热割肉片，贴患处。连换四五片，立消肿。

烫 火

治烫火伤疮

用落地黄葵，以箸拾取入腊月香油内，浸烂搽之。

又

以青杉木皮，烧灰为末。鸡子清和蜜调搽。

又

大黄为末，醋调搽，妙。或蚯蚓粪火煅红为末，菜油调搽。

又

以煮熟鸡子黄炒成油搽之，效。猪脊髓搽之，亦效。

又

寒水石、甘草等分为末，冷水调搽，效。

又

绿豆粉、槐花各一两，轻粉一钱，共为细末掺上。如干者，以香油调搽，或用炭水磨末涂之，效。

又

黄连　黄芩　黄柏　大黄　白及各等分

上为细末，水调搽上。

又

用多年干螺蛳壳煅，研为末，掺之。如未破，清油调敷。

又

柏叶焙为末，以鸡子清调搽。

又

以刘寄奴为末，先用糯米汤以鸡翎蘸扫疮上，后将末掺上，即止痛又无痕，绝妙。

杂　治

治杖疮

用无名异为细末，临杖时用温酒调服，不拘多少。杖之亦不甚痛，亦不甚伤，最妙。

又

用黑豆豆腐切片，不见日阴干为末。大黄为末，各等分合匀。有血者，干上。无血者，童便调搽，神效。

又

以烧酒先洗伤处，再用豆腐切片贴疮上。频频换之，两日即生肌肉。

治夹棍夹伤

白松香二两　豆腐一块

二味共煮熟，取出捣烂如泥，敷患处。用布缚住，即愈。

治箭镞入骨

用寒食饧灌之，即出。

治针入腹

用黄蜡一两溶化，入瓷石细末一两，合匀，捻如针大，冷水送下，蜡裹针从大便中出。

治针、刃、箭头等物入肉不出

以杏仁细嚼涂之，甚妙。

治竹木刺入肉中不出

用干羊粪烧存性为末，和猪脂涂刺处，不出再涂。

又

以生地黄嚼烂涂刺处，效。

又

以头垢涂之，妙。

又

用酸枣核烧存性为末，水调服，并敷之，立出。

治脚骨节痛

用杉木节有油处打碎，煎水数沸，先薰后洗，立效。

治风寒湿痹，四肢挛急，脚气，脚肿不能立地

用紫苏二两，研碎。以水二升，绞取汁，煮粳米二合作粥。加姜、椒、葱、豉和食之。

治跌打损伤，疼痛难忍者

以鼠屎烧存性，猪脂和涂伤处。半日，立止痛。

治走注风毒疼痛

用芥菜子为细末，以鸡子清和匀，敷痛处。

治翻胃吐食

以白芥子日干为末，酒调一匕服。效。

治舌上忽然出血，如钻孔者

用香薷一握，浓煎汁，日二服，效。

治食螃蟹中毒

用生藕捣汁服之，或煮大蒜汁，或冬瓜汁，皆效。

治心痛不可忍，十年五年不瘥者

用小蒜以好醋煮顿服，取饱，永再不发。

治人咬伤

用龟板或鳖甲烧存性为末，以香油调搽。

治天丝入眼①

用好明矾一两研细，调水一碗，以舌浸水内，愈。

又

以鸡窝草烧灰，淋清水洗之，妙。

治寸白虫②

用酸石榴树东南根二两，槟榔、大黄各五钱，水二钟，煎至一钟。露一宿，次日五更冷服。未服药之先，以烧猪肉一块，口中嚼之，勿咽，觉腹内攻攒，即服前药。每月初一二虫头向上，可服药。余日虫头向下。

又

用榧子每日空心食七枚，连七日，效。

治误吞铜钱、银金等物

胡粉一两　硝石一钱

共研匀作二服，以水调服，即化。

---

① 天丝入眼：病名。《审视瑶函》："此症谓风飏游丝，偶然撞入目中而病痛也，即今人呼为天丝打眼。"即飞丝入目证。

② 寸白虫：即绦虫。

治误吞铜钱

荸荠不拘多少，如常食之，其钱自化。

治蛇骨刺伤人

用死鼠烧灰敷之，效。

治千日疮，即瘊子

用鸡肫黄皮擦之，自落。或用芝麻花擦之，亦效。

又

以大南星为末，好醋调擦之，妙。

治遍身虚痒

用四物汤加黄芩煎，调浮萍末一钱，服。

又

用凌霄花为末，每服一钱，酒调服。

治抓破面皮

用生姜自然汁调轻粉搽患处，更无痕迹。

治脚面搔破，作脓肿痛

用锅脐墨锈①研细，清油调搽。

治蚰蜒入耳

用香油灌满耳为度，其虫自死。

治头上生虱

用百部熬水，将头发洗之。再以百部为末，搽入发内，待一宿，篦之，除根。

又

用水银一钱，以细茶五分，口中嚼烂。和水银研之，

① 锈：原作"秀"，据文义改。

搽在发中，以毡帽戴之，待一宿，不得透风。次日篦之，效。

治百虫入耳

用韭菜捣汁和醋灌入耳中，即出。

治诸物入目中

用上好金墨，水磨点眼角，即出。

治卒失声音

用橘皮五两，煎汤一钟饮之，愈。

治伏梁①气在心下，结聚不散

用桃奴三两，研为细末，空心，温酒调下二钱。

治食犬肉不消，心下坚胀，口干，发热，谵语

用杏仁一升，去皮、尖，以水三升煎至一升，去渣取汁，作三服。服之，以肉下利为度。

治心腹胀痛，短气欲绝者

用乌梅二七枚，以水五升煮一沸，入大钱二七枚，再煮至二升半，壮人顿服之，弱人作三次服之。

治梦遗，溺白

用韭菜籽三十五粒，空心生吞，淡盐汤送下。

治口臭

用甜瓜子为末，以蜜和丸如芡实大。空心临睡漱口净，各嚼化一丸，效。

吕真人达玄散

专治伤寒瘟疫，痘疹初觉，无名肿毒，卒感心痛，冷

---

① 伏梁：古病名，指心积证。

气喉闭，乳蛾，疟痢，时行赤眼，内外吹乳等症。

白犀角_{通梢白者佳，镑屑，一两}　山慈菇_{一两，剉碎}　麻黄_{去根节，切碎，一两}　朴硝_{水提净牙，一两}　真血竭_{打碎，一两}

共五味，合成一处，研为粗末。以生姜自然汁拌湿，分为十八剂，各用乌金纸包裹。外用红枣二斤，煮熟去核，捣如泥烂将药包内，如弹子大。摆在沙盆内，上以沙盆盖密，上下加火煅之，以烟尽为度。取出其药，如黑炭者佳。将纸包去净有药一钱，加冰片二分，同研极细，以瓷瓶收贮，用蜡封口，勿令泄气。遇患者，用银簪蘸香油黏药少许，点大眼角。男先点左后点右，女先右后左。合眼蜷腿盖被侧卧，出汗后，只饮清米汤稀粥。如瘟疫日久未汗，以此药先吹鼻，次点眼，盖被覆卧半柱香，即汗至。不可食物，只用陈米熬清汤调养一日，后用稀粥调理数日，即愈。

灵药金黄散

治癣如神，并治天疱顽疮结毒，皆效。

水银　食盐　白矾　绿矾　牙硝_{各一两}　辰砂_{明者，五钱}　明雄黄_{五钱，留一半后用}

先将辰砂、雄黄研细，再入前药共研。以水银成细星为度，入阳城罐内，上用铁灯盏一个坐罐口上，以好棉纸周围封密，再用盐泥周遭四围封固一指厚，日干。以大铁钉八个钉于地上，如八字形架住。药罐四下用炭火煅之，先文后武，上灯盏内贮水，水热以棉花蘸之，另易冷水。如此二柱香，住火，候冷揭开，取上升粉霜，收下入钵内，同前存留雄黄二钱半共研极细，以瓷瓶收贮，一月方用。遇癣，将厚皮抓破，以药少许擦之。稍疼，一时搽数次，除根。如遇梅毒，亦用少许点之，立愈。

点痣方

石灰末不拘多少，同芝麻楷灰。以灰汁水调湿，分作二饼，以糯米百十粒，热水洗净，入灰饼上匀放。上以一灰饼盖之，再以纸包裹数重，用水湿之，以碗盛放暖处，三五日米化如胶，用针将痣拨开皮，以米胶点入成疮，其痣自无。

治臭虫方

端午日午时，以朱砂书：钦、深、渊、默、漆五字，置席下，则臭虫自除。

治痔疮

以二桑叶七十片煎汤，稍温徐徐洗之，旋用五倍子末敷之二三次，愈。

又

陈枳壳_{去穰，麸炒}　条黄芩_{各一斤}

二味呚咀为末，用三年陈米煮烂饭，捣糊为丸如梧桐子大。每服二三钱，空心白滚水送下。甚者，午后加一服，服完一料永除根不发。

治牙疼

用马兰草七根，以醋浸三时，噙漱勿咽，愈。

治头痛不可忍者，此系风痰上攻

以山栀子研为末，蜜和浓敷舌上，俟吐即愈。

治醋心如螫

用吴茱萸一合，水二盏，煎至七分，顿服，即愈。

治妇人经闭

用雄鼠屎一两，烧灰研末，每服五分，空心温酒调服。

治恶疮，十余年不愈者

用蛇蜕烧灰为末，猪脂和敷之，愈。

第二十四　药　性

诸药相反_佚

物食相反_佚

跋

　　客有训"疾"字之义从矢者，谓其发于猝然之顷，不叵预为避而徐为图也。且人生散处，或托居僻壤，或栖迟逆旅。其间寒暑燥湿之不时，起居饮食之不节，无时无在，而非不镞之矢①所能中者。如必召医而后治，备药而后尝，不几索之枯鱼之肆②哉。有术于此，帙不满半函，方綦③尽症，药綦尽方，随物随鉴，百叩百鸣，如吾师《悬袖便方》也者。吾师自悬花④以泊营柳⑤，积三十年而编定是帙，其用心非一日。今临抚吾浙，恤东南民力之竭，瘁心⑥蒿目⑦，凡稍病民之弊靡不革，稍泽民之政靡不敷，为福星河润之德不浅矣。兹后梓是书而流播之，不第福吾浙，而且福四海，而且福

---

　　① 不镞之矢：没有箭头的箭。

　　② 枯鱼之肆：枯鱼即干鱼，肆即店铺，卖干鱼的店铺。比喻无法挽回的绝境。《庄子·外物》："吾得斗升之水然活耳，君乃言此，曾不如早索我于枯鱼之肆。"

　　③ 綦：通"极"。《说文通训定声·颐部》："綦，假借为极。"

　　④ 悬花：即花县。典出"河阳一县花"。西晋潘岳任河阳县令，于一县遍种桃李，传为美谈。后代指河阳县。"县"为"悬"的本字。

　　⑤ 营柳：即柳营，典出"细柳营"。汉代周亚夫为将军，驻军长安附近的细柳（今陕西咸阳西南），军纪严肃，后世因称军营为"细柳营"或"柳营"。

　　⑥ 瘁心：苦心，劳心。

　　⑦ 蒿目：极目远望。《庄子·骈拇》："今世之仁人，蒿目而忧世之患。"

后世矣。古称仁人之言，其利溥①，其吾师也夫！其吾师也夫！

钱塘门人钟人杰百拜谨跋

---

① 溥：广大，丰厚。《说文·水部》："溥，大也。"

总 书 目

I

诊　　法

针灸推拿

本　草

方　书

卫生编

袖珍方

仁术便览

古方汇精

圣济总录

众妙仙方

李氏医鉴

医方丛话

医方约说

医方便览

乾坤生意

悬袖便方

救急易方

程氏释方

集古良方

摄生总论

辨症良方

活人心法（朱权）

卫生家宝方

寿世简便集

医方大成论

医方考绳愆

鸡峰普济方

饲鹤亭集方

临症经验方

思济堂方书

济世碎金方

揣摩有得集

疢斋急应奇方

乾坤生意秘韫

简易普济良方

内外验方秘传

名方类证医书大全

新编南北经验医方大成

临证综合

医级

医悟

丹台玉案

玉机辨症

古今医诗

本草权度

弄丸心法

医林绳墨

医学碎金

医学粹精

医宗备要

医宗宝镜

医宗撮精

医经小学

医垒元戎

医家四要

证治要义

松崖医径

扁鹊心书

素仙简要

慎斋遗书

折肱漫录

丹溪心法附余